扫码开启

照护技能云端进阶班

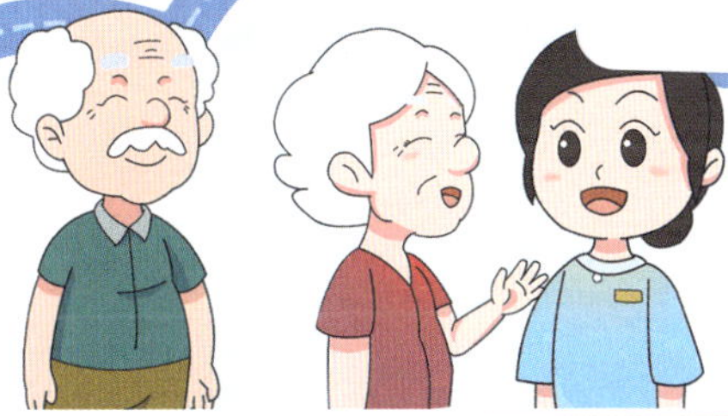

配套视频讲解

直观示范详细步骤
跟学不怕难

核心知识总结

在线题库查看答案
基础打扎实

常见疾病应对

深入分析对症措施
应变更从容

饮食照护指导

专业解读食物宜忌
喂食更科学

金牌医疗护理员系列丛书

扫码获取更多资源

医疗护理员照护技能

广西壮族自治区江滨医院　编

张琰　周雅英　叶真凤　主编

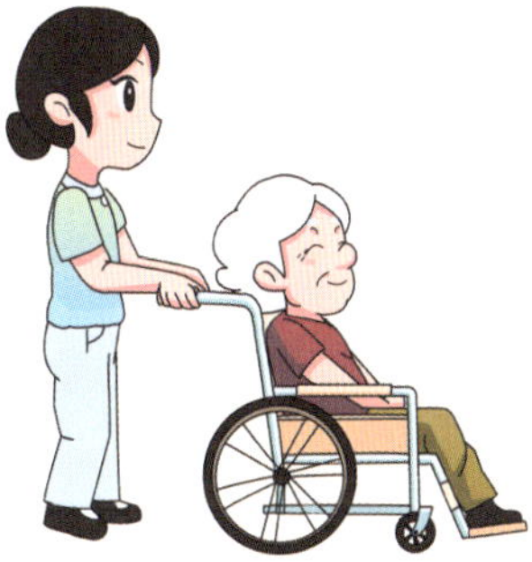

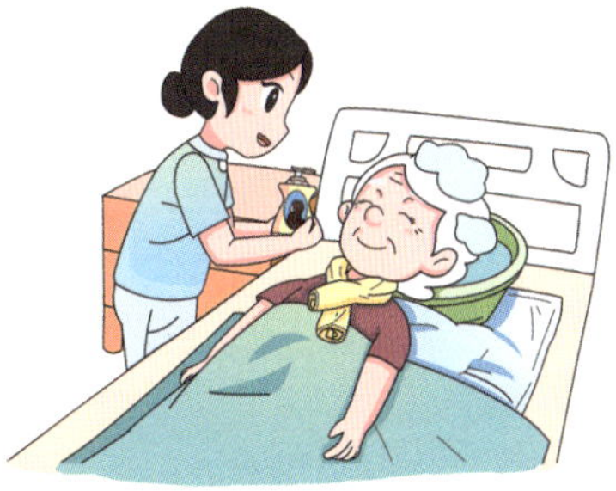

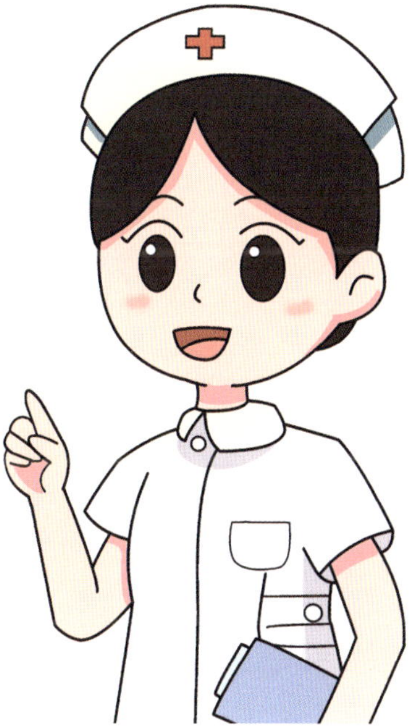

广西科学技术出版社

· 南宁 ·

图书在版编目（CIP）数据

医疗护理员照护技能 / 广西壮族自治区江滨医院编；张琰，周雅英，叶真凤主编．-- 南宁：广西科学技术出版社，2024. 11. --（金牌医疗护理员系列丛书）.

ISBN 978-7-5551-2328-6

Ⅰ. R47

中国国家版本馆 CIP 数据核字第 2024V75S67 号

医疗护理员照护技能

广西壮族自治区江滨医院　编

张琰　周雅英　叶真凤　主编

策　　划：何杏华

责任编辑：袁　虹　　责任校对：夏晓雯

装帧设计：梁　良　　责任印制：陆　弟

动画制作：王运来　　插画绘制：张　喆　吴　康

出 版 人：岑　刚

出版发行：广西科学技术出版社

社　　址：广西南宁市东葛路 66 号　　邮政编码：530023

网　　址：http://www.gxkjs.com

印　　刷：广西民族印刷包装集团有限公司

开　　本：787 mm × 1092 mm　1/16

字　　数：181 千字　　印　　张：11.5

版　　次：2024 年 11 月第 1 版

印　　次：2024 年 11 月第 1 次印刷

书　　号：ISBN 978-7-5551-2328-6

定　　价：68.00 元

丛书编委会

本书编写组

主　　编：张　琰　周雅英　叶真凤

副 主 编：黄大海　赵先旺　何　丽　汪家钰　覃碧琼

编写人员：蒋坚凡　姚　喜　曾海涓　滕金英　邓玲玲　薛兰芳

周　萍　吕春瑜　黄丽红　陈周林　陆梅春　梁树柳

周明君　梁海珍　蒋雪春　韦　玲　韦晓丹　梁子敏

凌海云　唐　敏　伦礼宁　刘恩延　黄英玲　谢筱涵

视频拍摄：何　丽　莫文娟　梁琼晓　陈　丽　陈俏俏　梁莉君

黄小兰　付婷婷　梁　愉　李沛蔓　蒙雯佳　梁素菊

前 言

随着人口老龄化趋势的不断加剧，医疗与健康日益成为社会关注的焦点。医疗护理员作为医疗体系中的“隐形英雄”，不仅承担着照料患者日常生活的重任，而且更是医疗团队与患者之间的情感纽带。照护工作作为一项集生活照料、辅助医疗与人文关怀于一体的综合性服务，其重要性日益凸显。医疗护理员照护技能的水平不仅直接关系到患者的康复质量，而且还深刻影响着家庭和谐与社会福祉。

然而，现阶段医疗护理员行业面临着诸多挑战，医疗护理员照护技能的水平参差不齐，部分医疗护理员缺乏必要的培训与认证，难以胜任复杂多变的照护需求。因此，我们精心编写了“金牌医疗护理员系列丛书”之《医疗护理员照护技能》，旨在为医疗护理员提供全面、实用、易于理解的操作指南，帮助他们更好地履行职责，提升照护服务质量，促进患者康复。

本书作为“金牌医疗护理员系列丛书”中的一个分册，从医疗护理员工作的实际需求出发，系统梳理医疗护理员照护技能的核心内容。本书涵盖生活照护技能、康复照护技能及安全管理技能等内容，力求覆盖照护工作的每一个重要环节；通过临床常见案例，辅以通俗易懂的对话、详细的操作步骤、实用的小贴士及直观的操作视频等来展示相关照护技能，便于医疗护理员迅速掌握相关知识并应用于实际工作中。书中不仅包含丰富的理论知识，还穿插大量实际操作案例与经验分享，旨在帮助医疗护理员在理解理论知识的基础上，通过案例分析提升解决问题的能力，实现从理论到实践的跨越。同时，我们还邀请了多位资深医疗护理专家参与本书的审核及修订，确保内容的权威性与实用性。

此外，本书还特别强调医疗护理员沟通能力的作用。我们深知，优秀的照护服务不仅在于掌握熟练的技能，而且更在于与患者的有效沟通。因此，书中还专门探讨如何建立良好的护患关系，如何进行有效的沟通，如何在尊重患者隐私的同时提供个性化服务，帮助医疗护理员成为患者心中真正的守护者。

本书可为医疗护理员提供一个系统的学习平台，让他们在不断提升照护技能的同时，深化对照护工作的理解，培养更加全面的职业素养。希望每一位医疗护理员都能从书中汲取新的知识与灵感，为患者的康复之路贡献自己的力量。

最后，感谢所有为本书编写、审核付出辛勤努力的同仁，以及所有在护理岗位上默默奉献的医疗护理员。正是你们的努力与坚持，使本书得以出版问世，为医疗护理行业的发展贡献一份力量。我们期待，通过本书的出版，能够激发更多人对医疗护理员工作的关注与尊重，共同推动照护服务向更高水平迈进。愿本书成为医疗护理员照护之路上的良师益友，陪伴医疗护理员们一同成长，共同书写更多关于爱与希望的故事。

编　者

2024 年 10 月

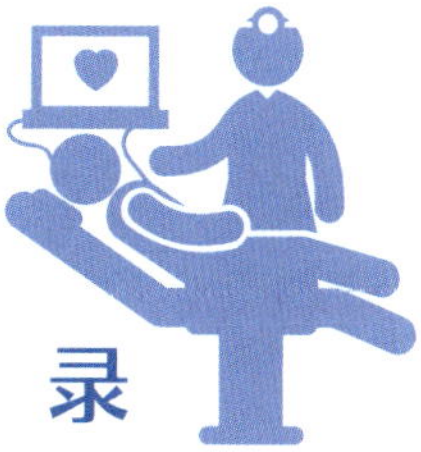

目 录

扫码获取更多资源

第一章
概述

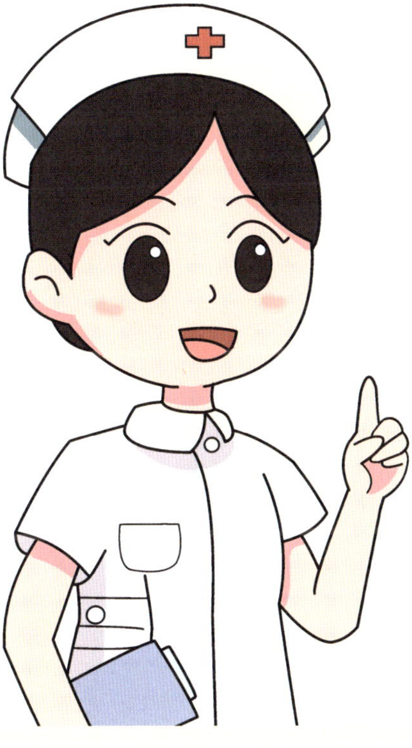

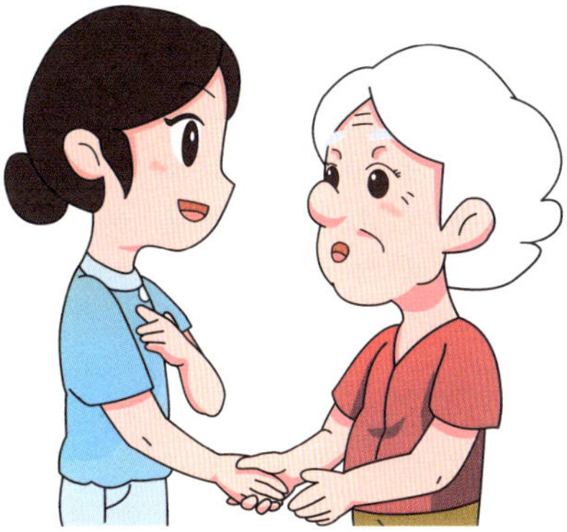

扫码获取更多资源　　扫码观看独家视频

第一节　照护技能概要

学习目标

（1）了解老年人照护技能的重要性。

（2）掌握老年人照护技能的主要内容。

随着社会老龄化进程的不断加速，老年人照护已成为社会关注的重要议题，且在当前老龄化社会中处于核心地位。老年人照护是医疗服务系统的一部分，更是维持社会安定及发展的基石。有效的照护不仅关乎老年人的身体健康，更涉及其心理健康、生活质量及尊严维护。老年人照护是一项复杂而细致的工作，需要照护者具备全面的专业知识和技能，通过不断学习及实践，才能为老年人提供更加专业的照护服务。

在医疗机构中，医疗护理员作为医疗辅助人员，在医务人员的指导下，为服务对象提供辅助护理服务；在社会和家庭中，医疗护理员为需要照护的人群提供生活照护等服务。我国医疗护理员的主要工作是对患者和其他需要照护的人群提供生活照护，在医务人员的指导下进行部分辅助工作，如在医院等工作场所，他们的主要任务是照顾患者，协助患者完成日常生活中的各项活动。医疗护理员照护技能主要包括生活照护技能、康复照护技能、安全管理技能等内容。医疗护理员承担患者部分直接照护工作，在保障患者生活质量和维护医疗安全方面起到重要作用。专业的照护技能可以提高医疗护理员的社会职业形象，使新学员将工作技能与应用场景结合，尽快适应医疗护理员相关岗位工作，从而促进医疗护理行业良性发展。

思考题

老年人照护技能培训的方式有哪些？

（姚喜、蒋坚凡、韦玲）

第二节　老年人照护需求

学习目标

（1）了解老年人照护需求的原因。

（2）熟悉老年人照护需求的内容。

随着年龄的增长，老年人自我照顾能力下降，面临着生活照护缺位、身体机能衰退、精神慰藉缺乏等问题。

一、老年人生理需求难以解决

当老年人日渐衰老，其身体各系统的功能都会逐渐衰退，表现出衰老的迹象，导致高龄老年人身体变得虚弱无力。此外，部分老年人因疾病而致残，使他们在日常自我照顾活动中面临困难，如有的老年人长期卧床、大小便失禁，还有的老年人因视力、听力发生障碍，与外界沟通困难。此类状况会影响老年人的生活质量，像洗漱、穿衣、吃饭、行走等一般人非常容易解决的事情，对老年人来说都是难事。医疗护理员要充分认识和理解老年人所面临的日常生活照护上的困境，经常想一想“我老了也会需要人帮助”，通过换位思考，使自己在照护工作中遇到困难、深感疲惫时，不烦躁，不退缩。

二、老年人对安全的需求程度增加

由于老年人大脑反应迟钝，控制身体姿势的能力降低，肢体的协调功能下降，使老年人跌倒、坠床的发生率增加。跌倒常使老年人致残卧床而发生感染、压迫性损伤等并发症，还有的老年人在进食过程中，因吞咽功能障碍易发生呛咳、噎食或误吸而导致生命危险。医疗护理员应了解老年人的身体、生理特点，如在饮食照护中注意食物调配、进食姿势、进食速度，以防发生误吸、噎食等情况；在外出时注意提醒老年人走路不要过快，外出活动的时间不要过长，每次外出活动时间为 30 ～ 60 分钟，以防老年人过度疲劳而发生意外。在雨雪天、雾天、大风天或炎热天气等都不宜外出。室内外环境的设备，如厕所、浴室、楼梯等都要考虑老年人的安全需要，以防发生意外伤害。

三、老年人容易发生感染

老年人机体抵抗力下降，感染性疾病的发生率明显高于年轻人，尤其是呼吸系统与泌尿系统的感染性疾病。医疗护理员要重视感染性疾病的预防，如注意老年人的保暖，生活环境和老年人身体各部位的清洁卫生及饮食卫生等。同时，医疗护理员还要做好个人防护，鼓励能自理的老年人积极锻炼身体，增强抗病的能力，预防疾病的发生。

四、老年人患病不容易被发现

老年人机体反应力低下，患病后临床表现常常不典型，使得相关疾病不容易被及时发现和治疗而延误病情。因此，医疗护理员要熟悉老年人的饮食、睡眠、精神及日常生活习惯等，随时观察老年人有无身体不适，即使是最普通的异常表现，也要引起重视，如食量减少或总爱睡觉等，都要及时与医生联系，以便得到及时的诊治。

老年人的身体、心理及所处的社会环境不同，需要照顾的程度也不同。自理能力可以帮助老年人提升生活质量，使他们的生活更加充实，进而增强自信心。同时，自理能力对预防多种疾病和机体多种功能的退化也是非常重要的。但也有相当多的老年人因机体老化，受疾病的困扰，自理能力下降，有的甚至完全不能自理。为了老年人的健康和使老年人在不能自理时能得到周到、有效的照顾，医疗护理员要评估老年人的身体情况及自理能力，在老年人能自理时为其创造方便、舒适、安全的条件，使老年人生活充实且有意义；在老年人能达到部分自理时，则无需完全代替老年人的活动，而是要补充老年人不能自理的那部分照护工作，如为老年人洗衣服、买菜等；在老年人完全不能自理时，应提供全方位的照护服务，如对长期卧床、意识障碍的老年人应给予定时翻身、喂食、清洁等，使老年人在卧床期间避免并发症的发生，使其生活更舒适。

思考题

为什么要给老年人提供基本的照护？

（姚喜、蒋坚凡、韦玲）

第三节　与老年人沟通的技巧

学习目标

（1）了解与老年人沟通的目的。

（2）熟悉与老年人沟通常见的困难。

（3）掌握与老年人沟通的技巧。

医疗护理员与老年人的沟通是指医疗护理员通过语言、姿势、表情等方式与老年人交换意见、感情和态度的过程，使双方相互理解、相互支持。良好的沟通有利于医疗护理员与老年人建立和谐的关系，有利于双方的身心健康。沟通的形式有语言交流和非语言交流。语言交流包括与老年人现场交谈、电话访问等。非语言交流是通过面部表情、手势、音调等方式传递信息，直接表达个人的态度、情感，趋于自发的表露和难以掩饰的交流。

医疗护理员与老年人沟通的能力不仅是一种社交礼仪，更是一项重要的人际交往技巧。随着年龄的增长，老年人在身体、心理和社会角色上都会发生一系列变化，这些变化直接影响他们的沟通方式和需求。因此，了解这些变化，掌握与老年人沟通的技巧，对于医疗护理员建立和谐的人际关系、提供有效的照护和支持具有重要意义。

一、与老年人沟通常见的困难

医疗护理员与老年人沟通时可能面临老年人听力下降、记忆衰退、情感敏感、说话速度变慢等困难。

1. 听力下降。随着年龄的增长，老年人的听力可能会逐渐下降，导致他们在聆听和理解信息时遇到更多困难。

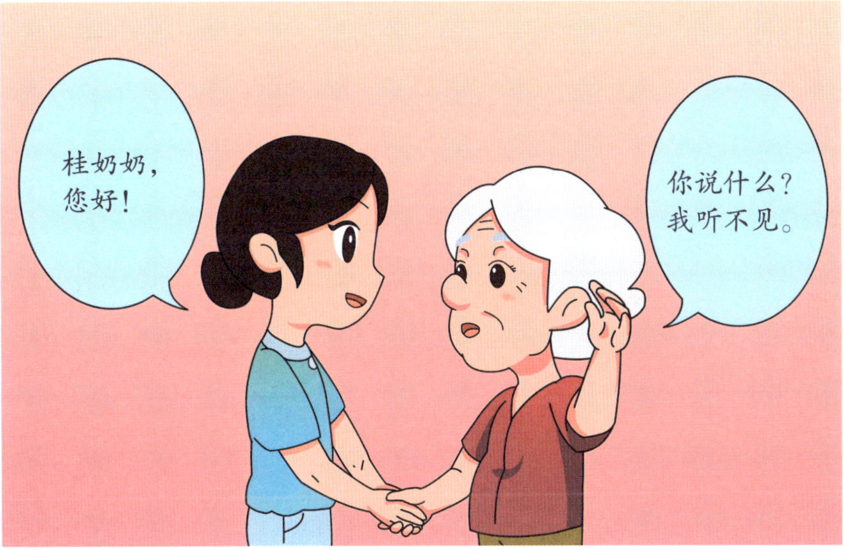
桂奶奶，
您好！
你说什么？
我听不见。

2. 记忆衰退。老年人可能会出现短期记忆减退的情况，这可能导致他们在沟通时重复提问或忘记刚刚说过的话。

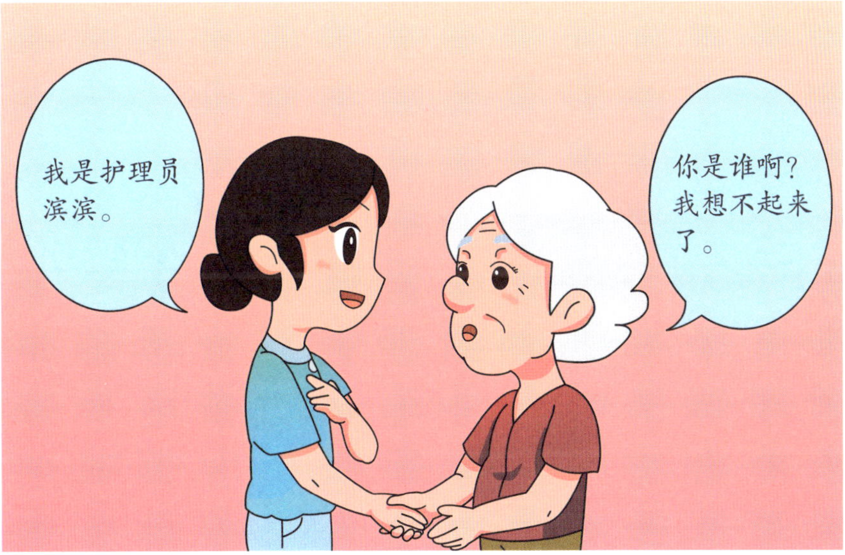
我是护理员
滨滨。
你是谁啊？
我想不起来
了。

3. 情感敏感。老年人通常更加珍视与他人的关系，因此他们可能更容易受到情感上的伤害或感到孤独。

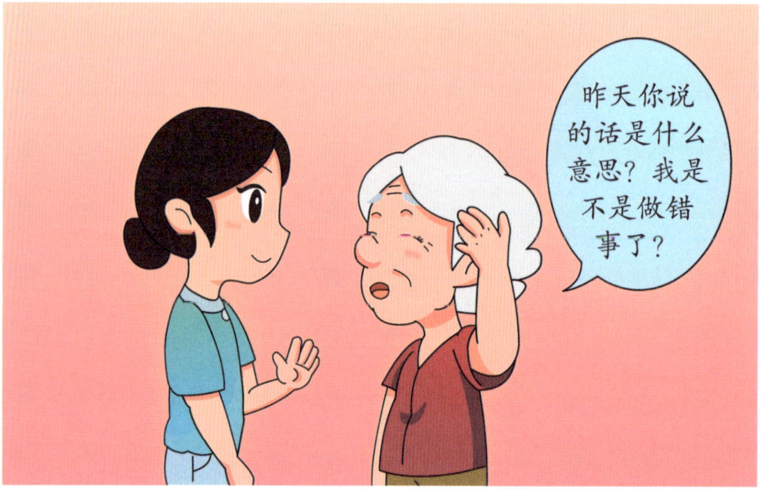
昨天你说的话是什么意思？我是不是做错事了？

4. 说话速度变慢。由于口腔肌肉和神经系统的变化，老年人的说话速度可能会变慢，发音也可能变得不清晰。

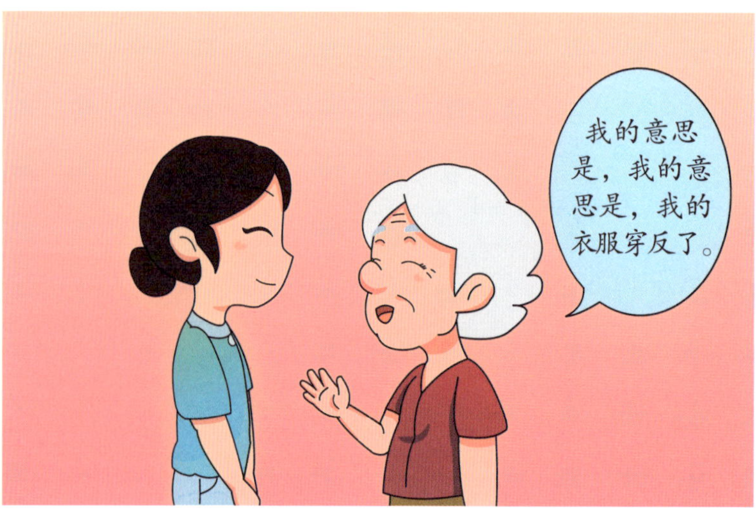
我的意思是，我的意思是，我的衣服穿反了。

二、与老年人沟通的技巧

1. 首因效应的重要性与实践。首因效应，又称第一印象效应，是指人们在与他人初次交往时形成的对对方的初步印象。在与老年人沟通的过程中，医疗护理员不仅要关注传递的信息，还要特别注意沟通的方式和策略。人们对他人的第一印象往往是最深刻和持久的，因此首因效应在与老年人沟通时具有深远的影响。首因效应的重要性及实践主要体现在以下方面：

（1）建立良好的第一印象。老年人往往比较谨慎和保守，他们更信任那些第一次给他们留下良好印象的人。因此，医疗护理员的初次表现对于与老年人建立信任关系至关重要。医疗护理员与老年人初次见面时要注意自己的仪容、衣着、站姿等；注意使用正确的称呼、问候用语和介绍用语，以及自己的面部表情管理，如早晨与老年人见面时，可以微笑地说“您好”“早上好”等。

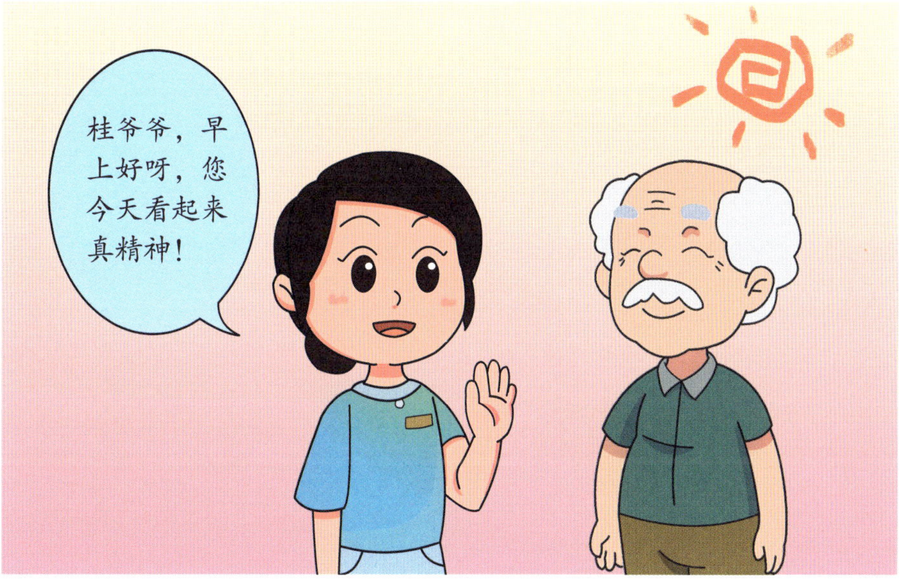

（2）寻找正面的话题。良好的第一印象能够迅速拉近医疗护理员与老年人的情感距离。医疗护理员应遵循老年人的身心变化规律，寻找老年人愿意谈论的正面话题。老年人因为年龄的增加，疾病的烦恼，可能会有沮丧、抑郁等情绪，这时，医疗护理员应多与老年人谈论开心的话题，抓住老年人的喜好进入正式话题，在交谈的过程中给予肯定、称赞，尽量给予老年人积极向上的沟通体验，让彼此的关系更进一步。

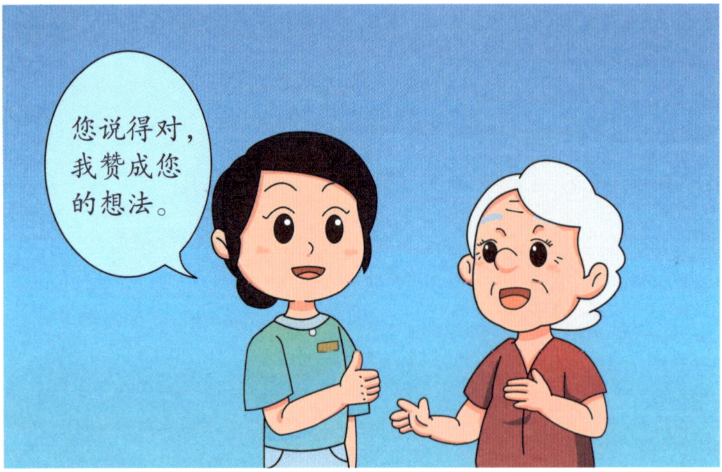
您说得对，我赞成您的想法。

（3）精心准备。与老年人沟通前，应充分了解老年人的喜好及其家庭背景等，以便在对话中能够迅速产生共鸣点，从而提高沟通效率，达到有效沟通的目的。

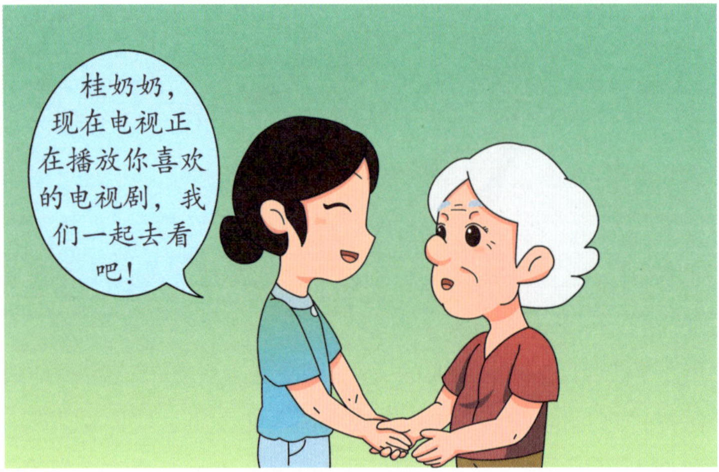
桂奶奶，现在电视正在播放你喜欢的电视剧，我们一起去看吧！

2. 适当称谓。

（1）与老年人交流时，不仅需要关注言语内容和表达方式，更要注意使用适当称谓。适当称谓不仅能够迅速拉近与老年人的距离，增加彼此之间的亲切感，还能在交流中体现出对老年人的尊重和理解。因此，称呼老年人要有分寸，在与不同年龄段的老年人交流时，应该注意使用与之相匹配的称谓，也可根据年龄或职业来称呼。例如，对五六十岁的患者不适合称爷爷，一般可以称叔叔、阿姨。充满敬意的称呼，让老年人觉得受到尊重，如对退休不久的老年人，可以称呼他们为前辈或老师，以表达对他们的敬意；而对于年岁已高的老年人，应该使用爷爷、奶奶等亲切的称谓，以表达对他们的关心和照顾。在适当称谓中，还应注重个性化称谓，每个人都有自己的名字和独特的个性，在与老年人交流时，如果能够记住他们的名字并使用个性化称谓，会让他们感受到被重视和尊重。例如，可以称呼他们为桂爷爷、李奶奶，这样不仅能够让他们感到亲切和舒适，还能够增进彼此之间的信任。

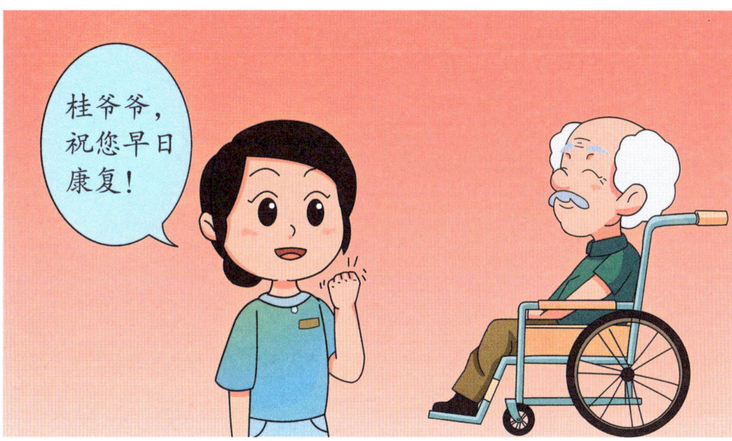

（2）避免使用不恰当的称谓。在与老年人交流时，避免使用不恰当的称谓，如不能使用过于亲密或不礼貌的称谓，或过于复杂、难以理解的称谓。这些不恰当的称谓可能会让老年人感到不舒服或尴尬，从而影响彼此之间的沟通和交流。

3. 语气、语调和语速。沟通的主要目的是让双方可以顺畅地进行信息交流，因此医疗护理员的语速不能太快、语调不能太高，口齿要清晰，不能含糊不清，以免产生误会。语气、语调和语速是与老年人有效沟通的关键因素，对信息传递的准确性和接收者的感受有着不可忽视的影响。

（1）语气的选择。语气是表达情感与态度的最直接方式。医疗护理员在与老年人交流时，应该选择温和、亲切的语气，以表达对他们的尊重与关心，避免使用过于生硬或冷漠的语气，让老年人感到不适或被忽视。

（2）语调的控制。语调是指说话时声音的高低起伏。在与老年人交流时，应注意语调的抑扬顿挫，以适应他们的听觉能力和理解能力。一方面，要避免语调过低或过高，使老年人听不清楚或感到不适；另一方面，要适当运用语调的变化来强调重点或表达情感，帮助老年人更好地理解说话的意图。

（3）语速的调节。语速是说话的快慢。在与老年人交流时，要根据他们的反应和理解能力来调节语速。一般来说，老年人的反应速度相对较慢、理解能力较弱，因此应该适当放慢语速，让他们有足够的时间来理解和消化信息。同时，也要避免语速过慢，以免让老年人感到无聊或不耐烦。

4. 聆听与反馈。医疗护理员在与老年人交流时，掌握有效的沟通技巧至关重要，特别是聆听与反馈这两个环节。聆听的基本要求是专注于对方说话的内容，并做出一些简单的聆听与反馈如点头，其目的是让老年人真实感受到医疗护理员在认真听自己说话，接纳自己，从而加强双方之间的沟通。

（1）认真聆听。与老年人沟通时，要有足够的耐心去认真聆听他们的讲述。由于年龄和生活经历的原因，老年人可能会花费更多时间来表达自己的想法和感受。医疗护理员要给予他们充分的时间去表达，让他们感受到被尊重和信任。同时，医疗护理员还要确保反馈信息的准确性，避免产生歧义或误解。

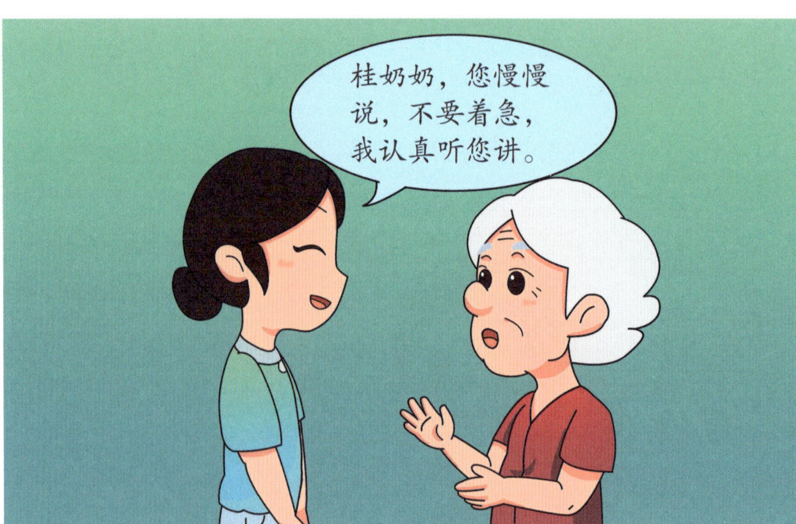

（2）积极反馈。对于老年人的观点和感受，医疗护理员要给予积极的反馈。这不仅可以增强老年人的自信心和自尊心，还可以促进双方之间的友好关系。即使不完全赞同老年人的观点，也要尊重他们的表达，并尝试从他们的角度来理解问题。

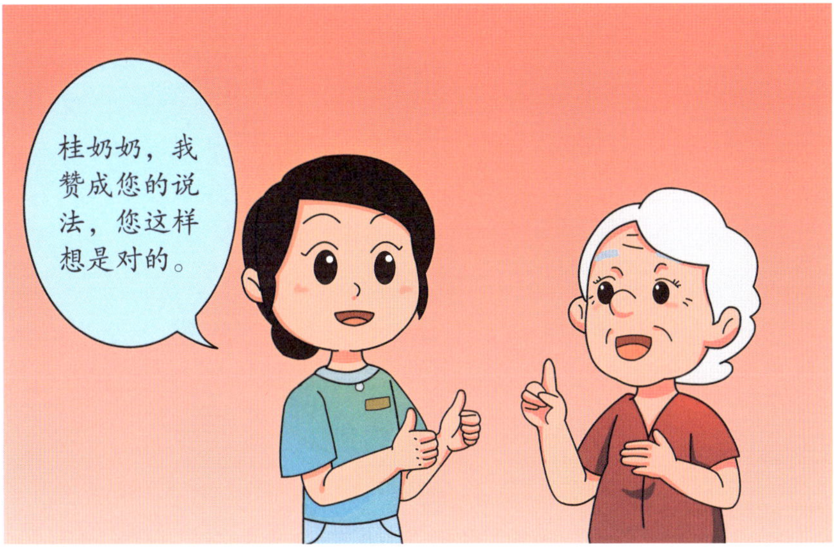
桂奶奶，我赞成您的说法，您这样想是对的。

（3）寻求共识。在反馈的过程中，尝试与老年人寻求共识。通过共同探讨问题、分享经验和意见，找到双方都能接受的解决方案，增强双方的信任和友谊。

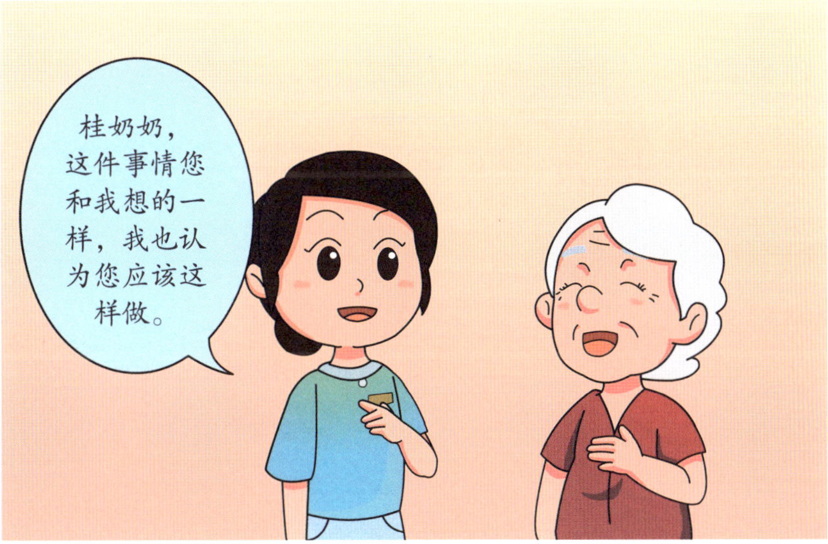
桂奶奶，这件事情您和我想的一样，我也认为您应该这样做。

（4）给予支持。如果老年人在沟通中表现出困惑、焦虑或不安等情绪，医疗护理员要给予他们足够的安慰和支持。通过倾听、鼓励等方式帮助他们缓解不良情绪，让他们感受到被关心和支持。

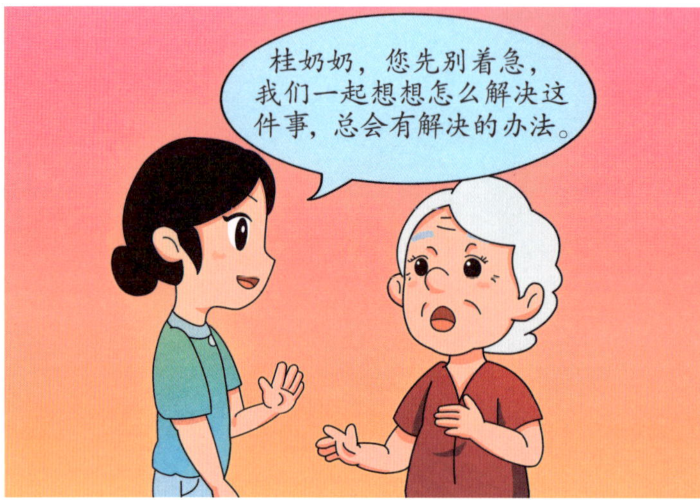
桂奶奶，您先别着急，
我们一起想想怎么解决这
件事，总会有解决的办法。

5. 开放式提问和封闭式提问。在与老年人的沟通中，医疗护理员应该根据具体情况灵活运用开放式提问和封闭式提问。在引导老年人分享经验和智慧时，可以多采用开放式提问；在了解关键信息或核实情况时，则可以适当使用封闭式提问。

（1）开放式提问。开放式提问没有固定答案，需要被提问者根据自己的理解和经验回答问题。这类问题通常以“为什么”“如何”“什么”等词语开头，鼓励被提问者进行深入思考和表达，如“您明天想吃什么早餐？”或“您为什么得到这样的结论？”

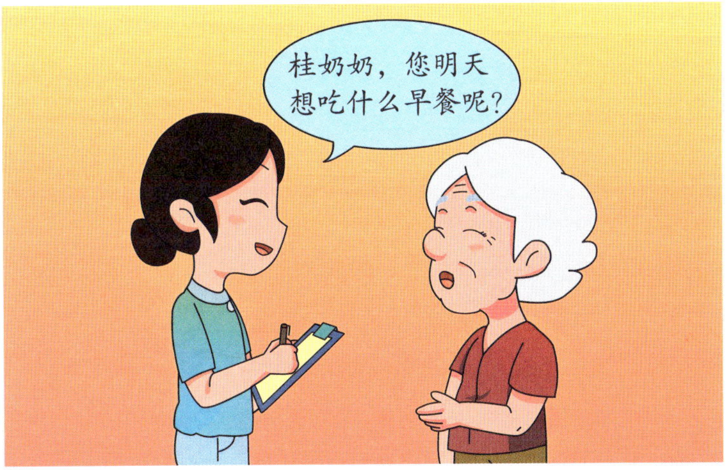
桂奶奶，您明天
想吃什么早餐呢？

（2）封闭式提问。封闭式提问有固定答案，只需要被提问者回答“是”或“不是”，“对”或“不对”等简单问题。这类问题通常用于确认信息、核实情况或快速问答。此外，封闭式提问在一定程度上减轻老年人的认知负担，使他们在交流中更加轻松和自在，如“您今天有没有按时吃药？”或“您昨天睡得好吗？”

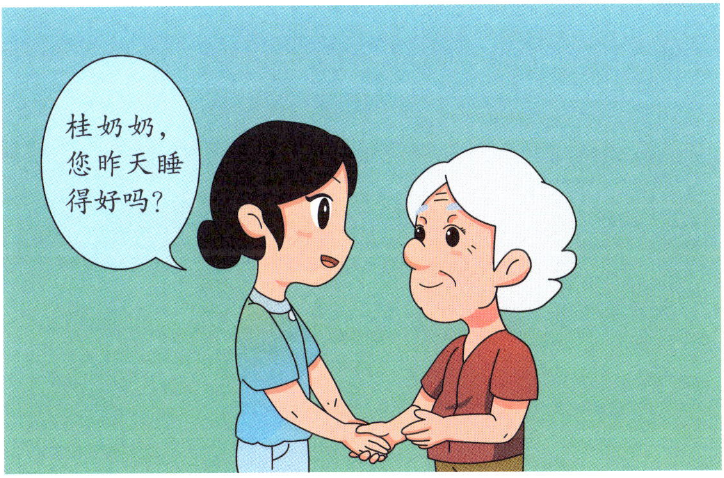
桂奶奶，
您昨天睡
得好吗？

思考题

如何与老年人轻松地打开话题？

（姚喜、蒋坚凡、韦玲、蒋雪春、周明君）

第二章
生活照护技能

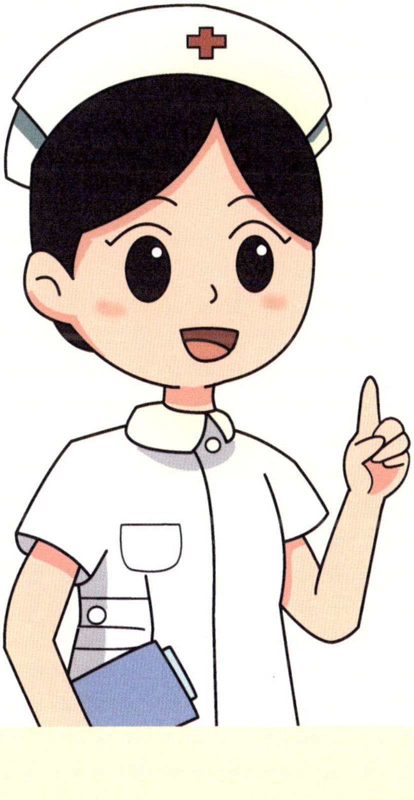

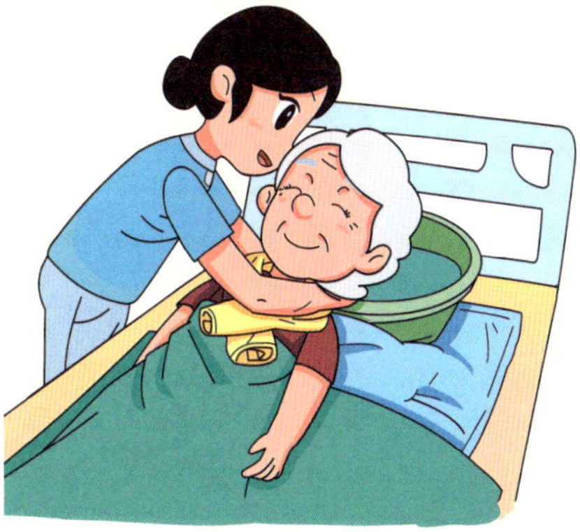

扫码获取更多资源　扫码观看独家视频

第一节　清洁与卫生照护

学习目标

（1）了解老年人清洁与卫生照护的意义。

（2）熟悉老年人清洁与卫生照护的注意事项。

（3）掌握更换床单、脸部清洁、口腔清洁、床上洗头、床上擦浴、淋浴、会阴清洁、修剪指（趾）甲等生活照护技能的操作步骤。

清洁是每一位老年人的基本生活需要，也是促进老年人身体健康的重要保证。医疗护理员协助老年人进行身体清洁，可以使老年人身体舒适、心情愉悦，满足老年人的自尊需求，还能与老年人建立良好的关系。老年人清洁与卫生照护的内容包括更换床单、面部清洁、口腔清洁、床上洗头、床上擦浴、淋浴、会阴清洁、修剪指（趾）甲等。医疗护理员需要根据老年人的具体情况和需求，提供适当的帮助和照顾。

一、更换床单

案例：患者桂奶奶，女，70岁，因“肺部感染”入院5天，神志清醒，可正常交流，自觉头晕、乏力，需卧床休息，生活不能自理，饮食及大小便均在床上进行。江江护士为其测量体温时发现家属不小心将食物洒落在床单上，而此时隔壁病床的患者正在吃饭。作为一名医疗护理员，应如何正确地为桂奶奶更换床单？

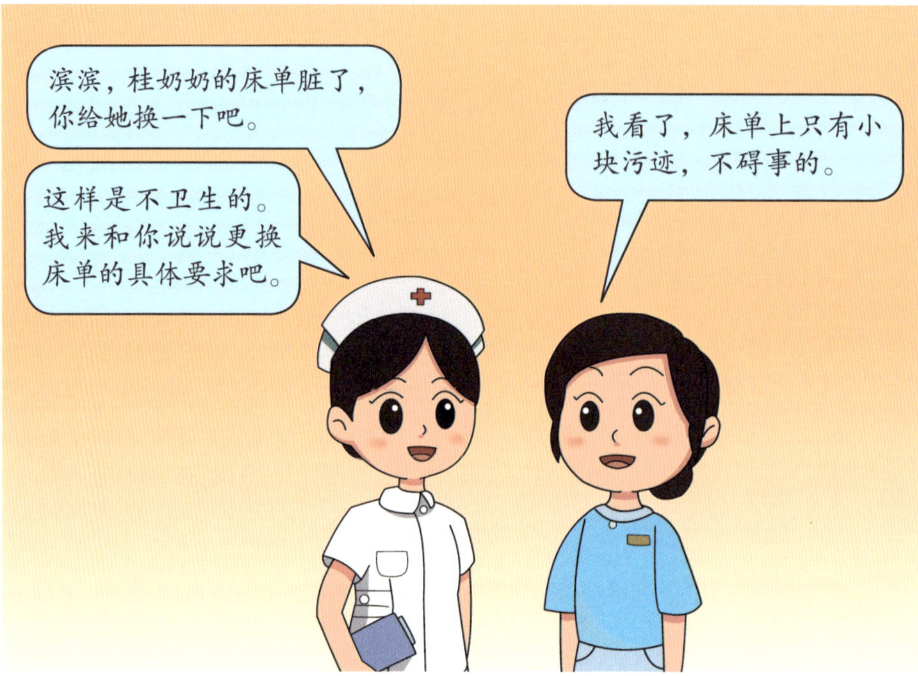
滨滨，桂奶奶的床单脏了，你给她换一下吧。
我看了，床单上只有小块污迹，不碍事的。
这样是不卫生的。我来和你说说更换床单的具体要求吧。

用物准备：清洁床单、床刷、洗手液等。

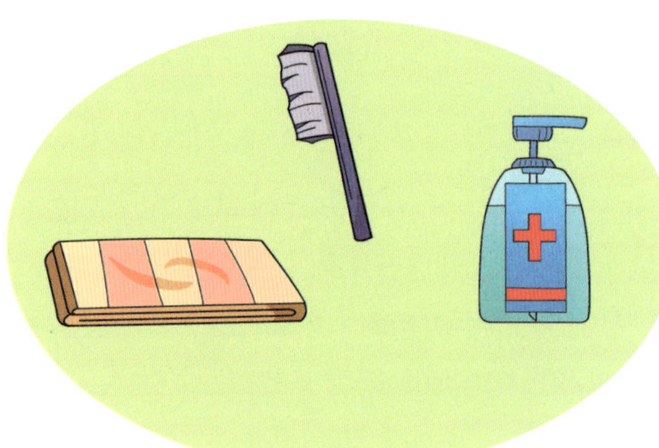

操作步骤

1. 沟通。向患者解释操作的目的，取得患者的配合，态度和蔼，语言亲切。

2. 准备工作。移开床头的桌椅，留出足够的空间。备齐物品，将照护车推到床边，置于方便取物处。松开被子，妥善安置患者。

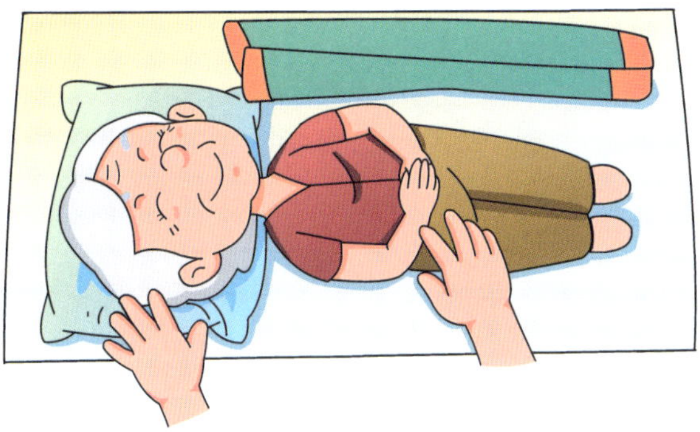

3. 向对侧翻身。将患者的枕头稍微移至对侧，协助患者将双手放在腹部，双腿屈曲，一手扶患者的肩膀，另一手扶患者的膝盖，将患者转向对侧侧卧。

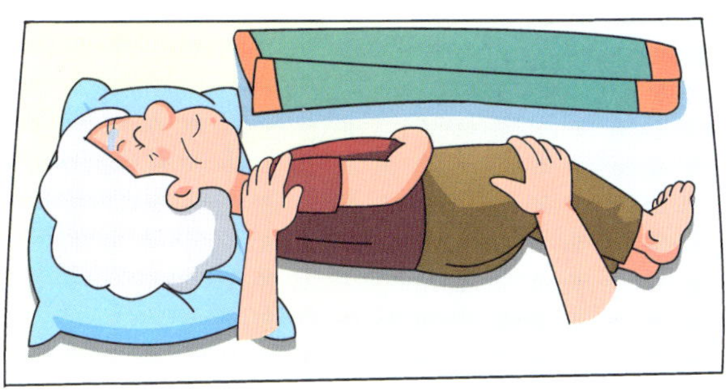

4. 松开近侧床单。将床头至床尾近侧的床单松开，将床单污染面向床中线内卷至患者身体下方，如有中单、护理垫则一同向内卷至患者的身体下方。

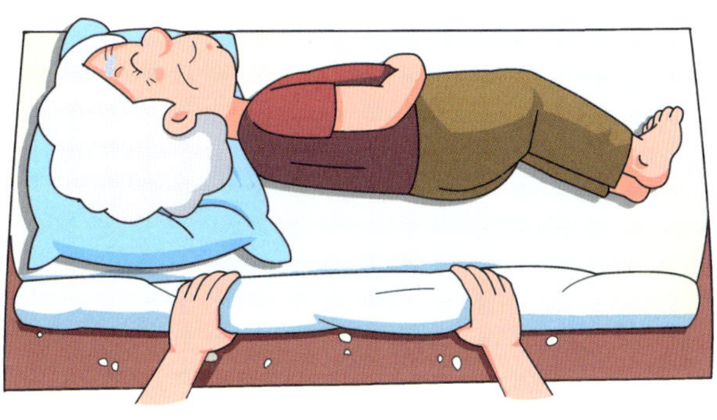

5. 清扫近侧床垫。用床刷将近侧床垫清扫干净，从床头刷至床尾，每刷一次要重复上一次的 1/3。一床一刷，不可重复使用。

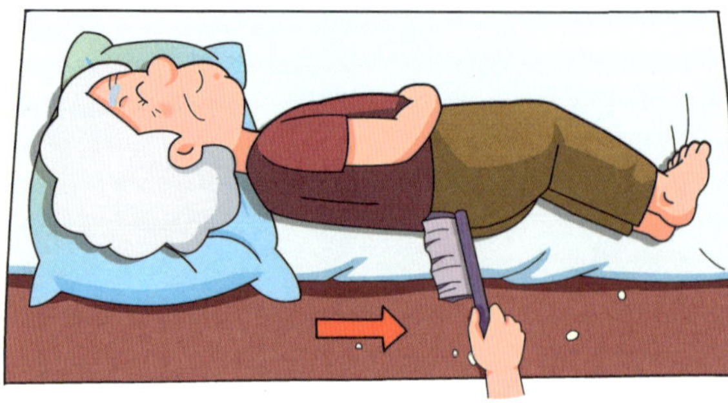

6. 铺近侧床单。取清洁、干净的床单，将对侧半边床单向内卷至患者身体下方，使其对准床的中线，再将近侧床单铺平。

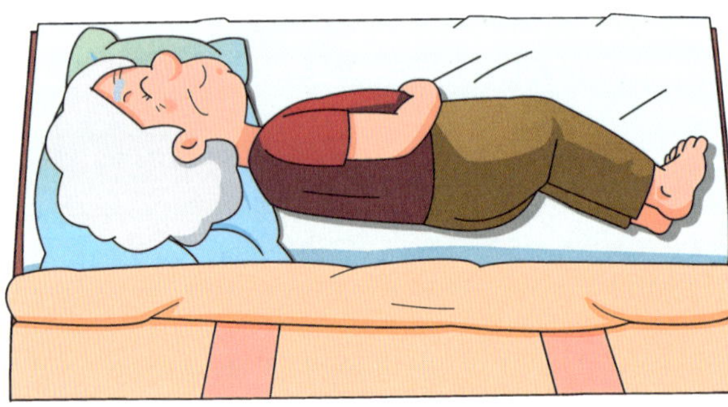

7. 翻身侧卧到清洁床单上。协助患者平卧，托起患者的头部，将枕头移向近侧，协助患者翻身侧卧到已铺好的清洁床单上。患者翻身侧卧后妥善安置各种治疗装备。

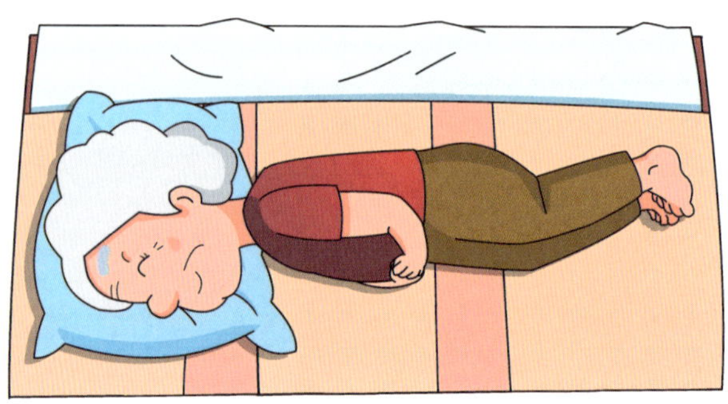

8. 撤去被污染的床单。医疗护理员转至患者另一侧，取出污染的床单，并置于污物桶内。

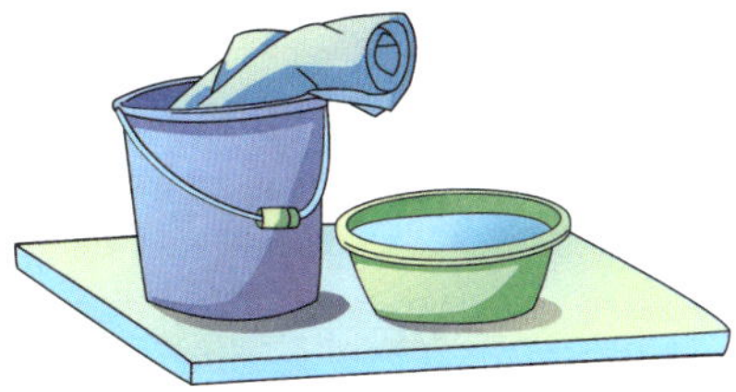

9. 清扫对侧床垫。用床刷将对侧床垫的皮屑、毛发扫干净。

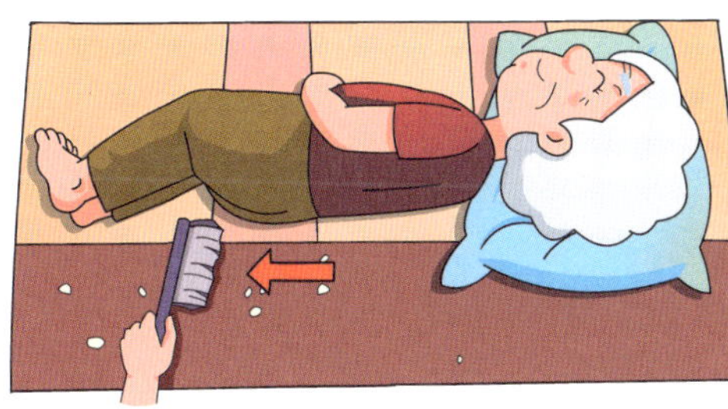

10. 铺对侧床单。将患者身体下方的清洁床单缓慢拉出并铺平，如有中单、护理垫应从下至上逐层拉出并铺平。

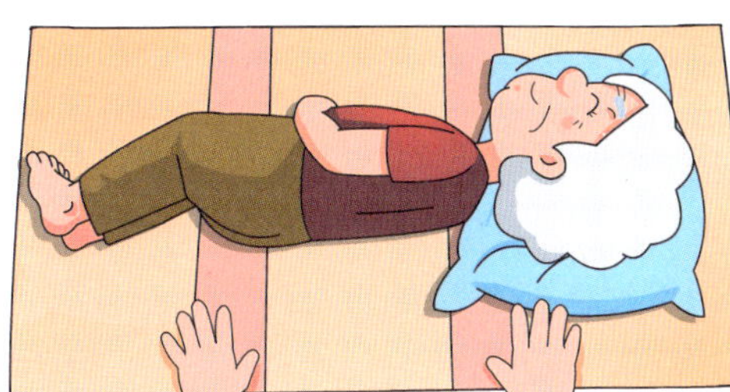

11. 协助患者仰卧。将枕头移至患者头部的中间，协助患者仰卧，并盖好被子，注意给患者保暖。

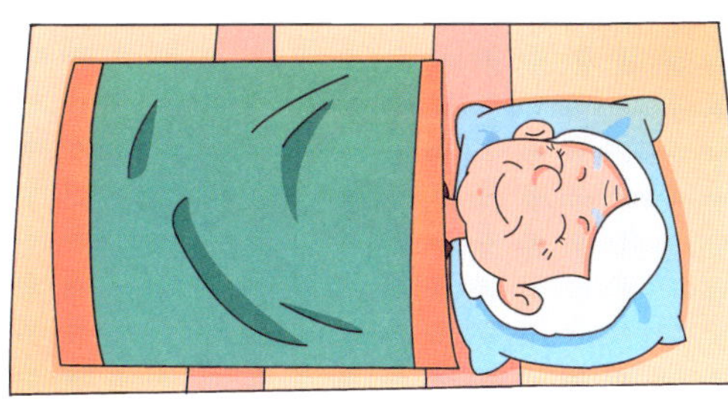

小贴士

（1）床单的污渍和皮屑容易滋生细菌，若不及时更换床单，容易使患者产生不适，增加生病的概率。

（2）在更换床单的过程中动作要轻柔，移动患者时不可以拖、拉、推，避免造成损伤。

（3）注意保暖及保护患者的隐私，并且询问患者的感受。

（4）注意使用床栏保护患者的安全，防止患者坠床；患者翻身后注意查看其受压部位是否发生压力性损伤。

（5）为带有管道的患者更换床单时，要仔细检查管道有无松动或脱落，避免压迫、牵拉管道；更换床单后，要注意观察管道是否保持通畅，有无脱落、扭曲、打折的现象。

（6）对于二便失禁的卧床老年人，可用防水床单或小床单铺在易弄脏的部位，以免弄脏下层的床垫，不易清理。

（7）对于不能翻身侧卧的老年人，可采取平卧换单法，从床头更换至床尾。

（8）床褥潮湿或凹陷时，在不影响病情的情况下，应将患者移至平车或轮椅上，再翻转床褥，或更换清洁的床褥。

二、脸部清洁

案例：患者桂奶奶，女，70岁，3号床，因脑梗死后右侧肢体活动障碍，生活完全不能自理，但神志清醒，能够简单交流。作为一名医疗护理员，在桂奶奶起床后，应如何为她进行正确的脸部清洁？

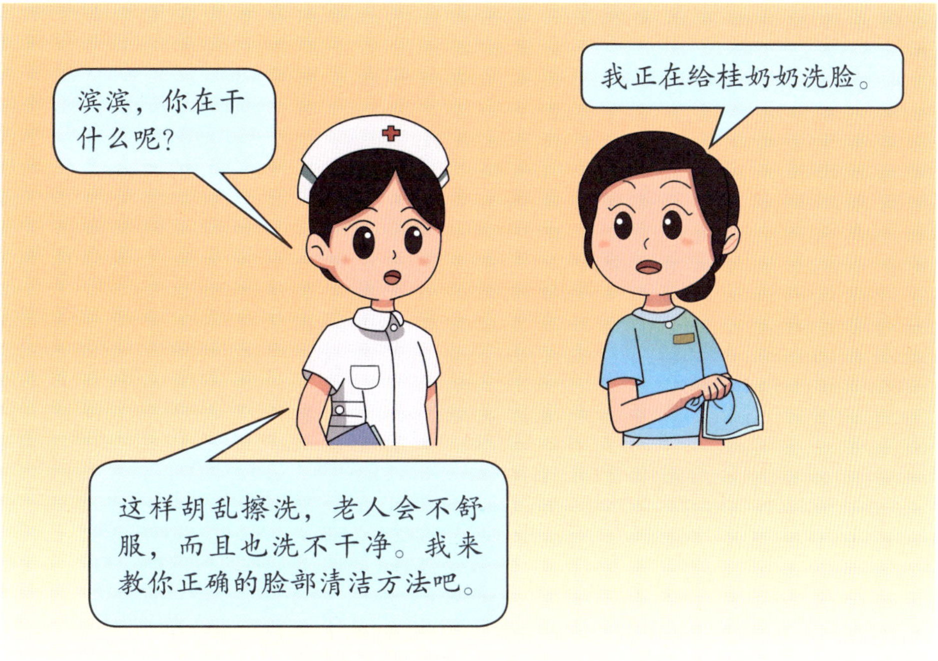

用物准备：水盆、毛巾、纱布等。

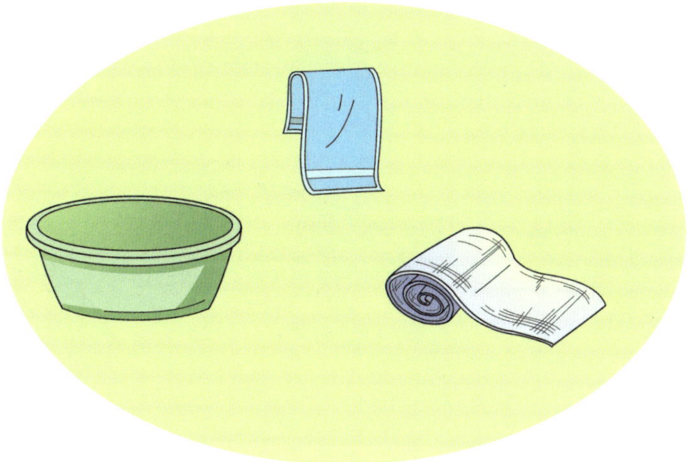

操作步骤

1. 准备工作。室温保持在 22 ～ 24℃，水温 40 ～ 45℃，可根据季节变化和患者习惯来调节室温与水温。协助患者取坐位或卧位，在患者胸前垫一条干毛巾，防止脸部清洁时衣物被打湿。

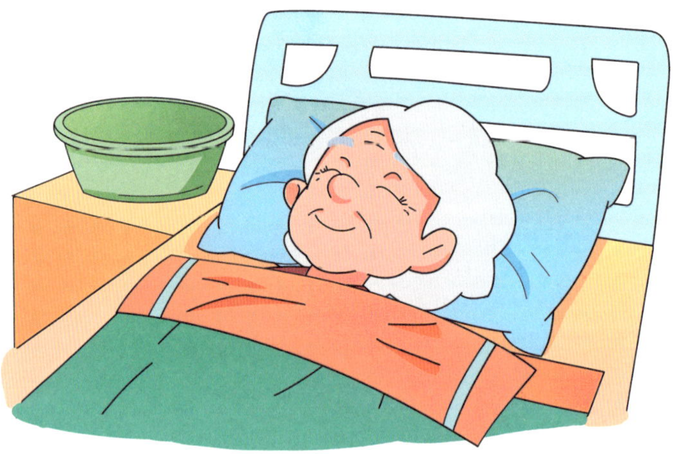

2. 脸部清洁。将毛巾放入准备好的温水中浸湿后拧干，并将其叠成手套状包在手指上。脸部清洁的顺序为擦洗眼睛、鼻翼、前额、面颊、下颌等。其中，眼部清洁时，应用湿润的纱布从患者的内眼角向外眼角擦拭。擦拭一只眼后，将纱布折叠，用干净的一面再擦拭另一只眼。

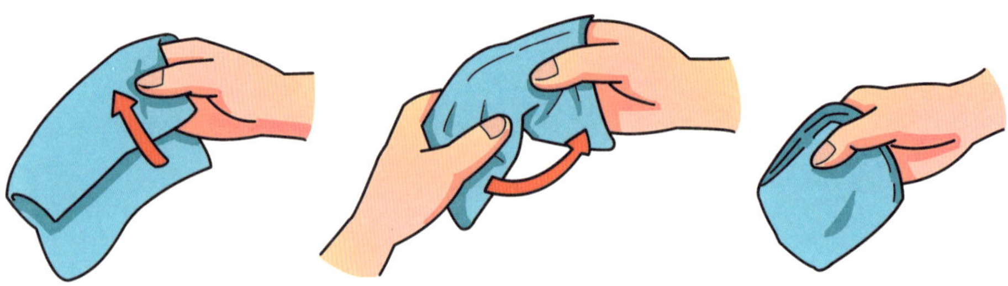

3. 耳后和颈部清洁。将患者的头侧转，用毛巾擦拭耳后和颈部等。

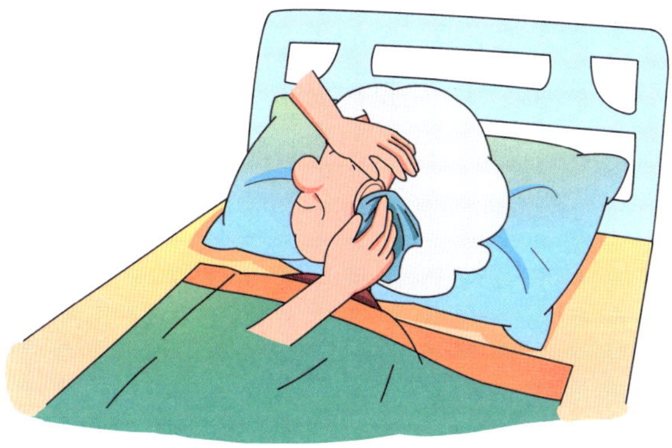

4. 擦干皮肤。用拧干的毛巾依次擦干脸部及颈部。

5. 整理用物。检查患者皮肤有无不适，然后将毛巾、纱布统一放入水盆中，再集中清洗。

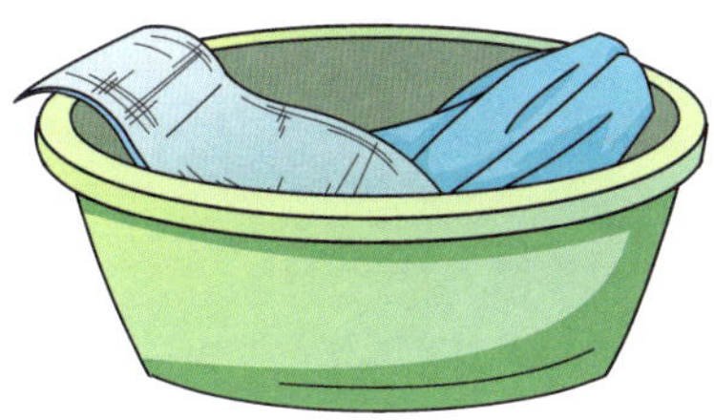

小贴士

（1）脸部清洁时，水温不可过热，以防烫伤患者。

（2）鼓励能自理的患者自己清洁脸部。医疗护理员只需帮助患者递上拧干的毛巾，补充擦拭患者遗忘的部位。

（3）脸部清洁时，褶皱部位也不要错过。擦拭不同部位时，应更换干净的毛巾。

（4）如果患者眼睛分泌物干燥、硬结，可先用温水湿润纱布后，再将其覆盖眼部，待眼睛分泌物软化后再擦拭。擦拭后可遵医嘱使用眼药水滴眼睛。

（5）如果患者脸部皮肤干燥，清洁后可均匀涂抹面霜。

三、口腔清洁

案例：患者桂奶奶，女，70岁，3号床，因“慢性阻塞性肺疾病急性发作”入住呼吸内科，已住院7天，目前处于病情稳定期，神志清醒，能进行简单交流，但由于长期卧床及受疾病影响，口腔自洁能力减弱。今日晨起桂奶奶口腔有轻微异味，且口腔内可见少量食物残渣。作为一名医疗护理员，应如何正确地为桂奶奶进行口腔清洁？

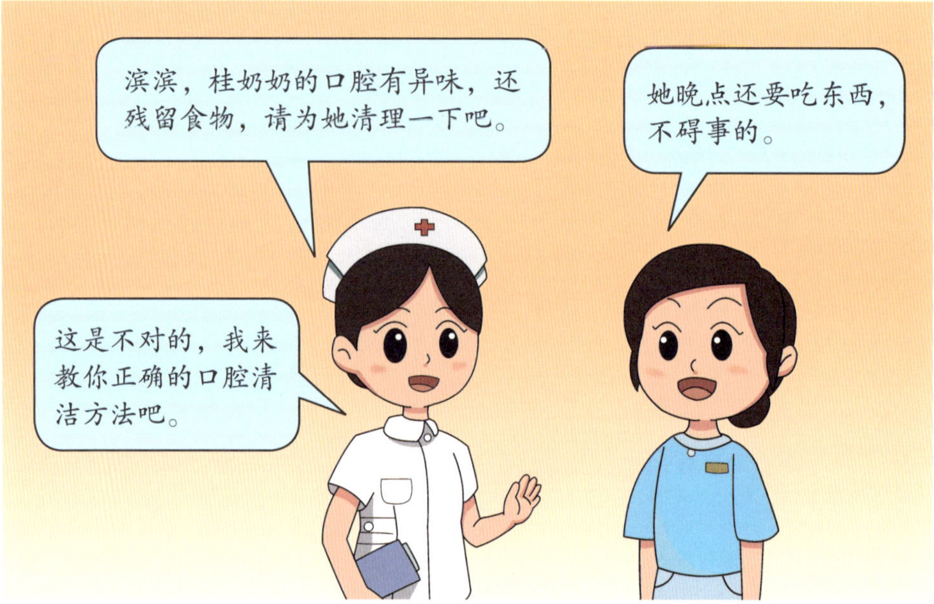
滨滨，桂奶奶的口腔有异味，还残留食物，请为她清理一下吧。
她晚点还要吃东西，不碍事的。
这是不对的，我来教你正确的口腔清洁方法吧。

用物准备：毛巾、牙刷、牙膏、漱口杯、水盆等，必要时准备塑料布。

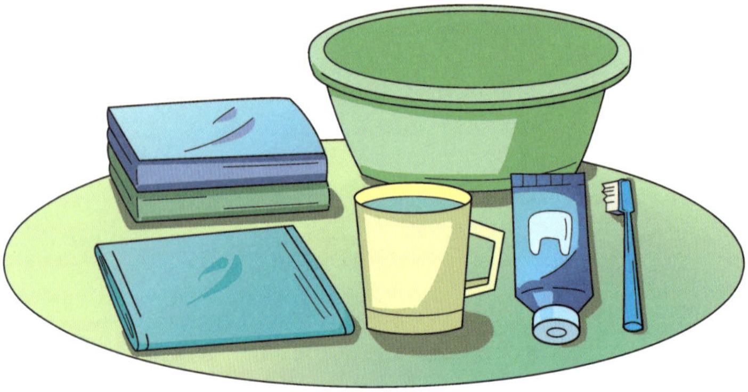

操作步骤

1. 体位准备。把床头摇高，协助患者取舒适的坐位，在患者胸前垫上干毛巾，防止弄湿衣物。

2. 漱口。协助患者使用温水漱口。

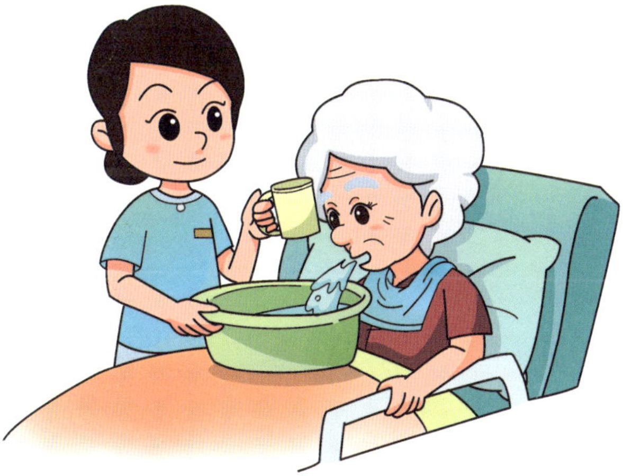

3. 协助刷牙。将盛有温水的水杯和挤好牙膏的牙刷递给患者，指导患者刷牙。刷牙时，将牙刷毛面轻轻放于牙齿及牙龈沟上，快速来回刷洗，每次刷 2 ～ 3 颗牙齿。刷洗牙齿的内面时，可用刷毛的顶端震颤刷洗；刷洗牙齿的外面时，刷毛与牙齿平行来回刷洗。刷完牙齿后，再刷舌面。如患者不能完成，需帮助患者刷牙。

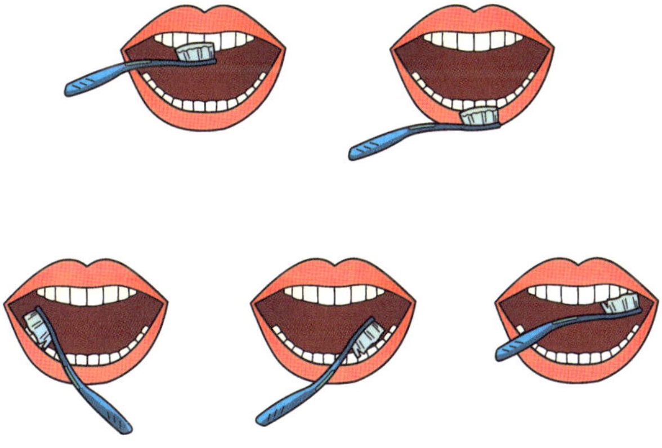

4. 再次漱口及检查口腔。刷牙后，协助患者再次漱口，并擦干患者口角的水迹。检查口腔情况，查看患者口腔有无食物残留，黏膜有无破损。

5. 整理用物。用毛巾清洁面部及双手后撤去用物，根据患者需要采取坐位或卧位，整理物品。

小贴士

（1）若患者长时间不刷牙，口腔容易滋生细菌，严重时会导致口腔发炎。每天刷牙应不少于两次。

（2）指导或者帮助患者采用横刷法刷牙，动作要轻柔，以免损伤牙龈。

（3）患者在漱口时注意水量应适宜，一般为 5 ～ 10 毫升，以防误吸。

（4）对于不能使用牙刷者，可用棉棒来清洁口腔，并使用清水漱口数次。

（5）昏迷、意识障碍者不可以漱口，以防发生意外。

（6）注意保护假牙，禁止使用硬毛或磨损的牙刷刷洗假牙。暂时不用的假牙，可浸泡在冷水杯中加盖保存，每天更换一次清水。不可将假牙浸泡在热水或乙醇中，以免假牙变色、变形和老化。如遇假牙松动、脱落、破裂或变形时，应将损坏的部件保存好。睡觉前应将假牙取下，减少对口腔的压力。

四、床上洗头

案例：患者桂奶奶，女，70 岁，3 号床，因“心力衰竭伴下肢水肿”入住心脏内科，目前病情相对稳定，意识清醒，能够配合简单指令，但由于长期卧床及疾病限制，活动能力受限，自理能力下降。桂奶奶现已住院 3 天，头发伴有轻微异味。作为一名医疗护理员，应如何正确地为桂奶奶进行床上洗头？

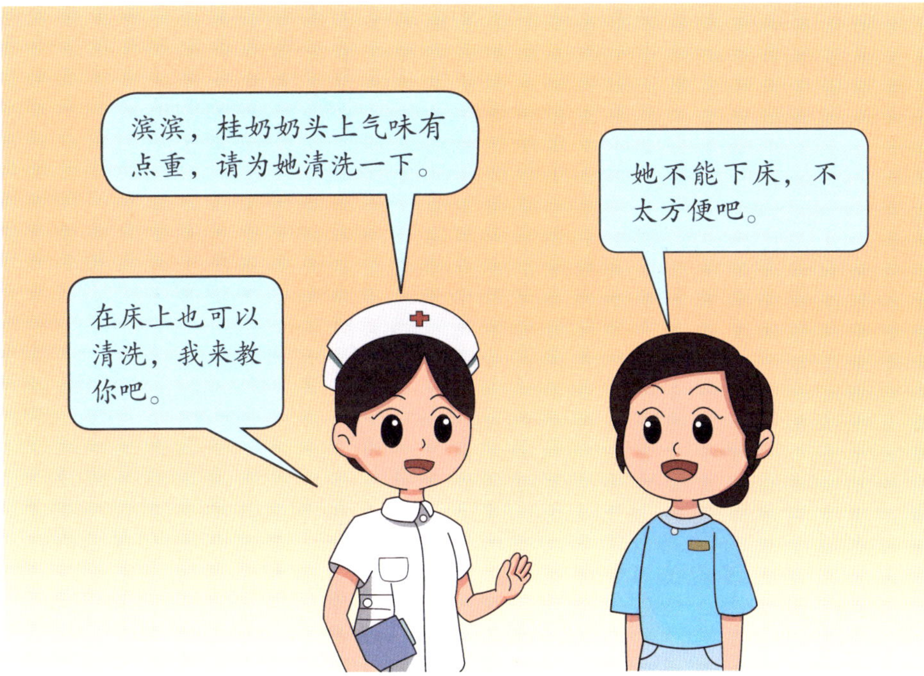
滨滨，桂奶奶头上气味有点重，请为她清洗一下。
她不能下床，不太方便吧。
在床上也可以清洗，我来教你吧。

用物准备：毛巾、洗发液、梳子、水盆、污水桶、一次性大垫单等，必要时准备电吹风。

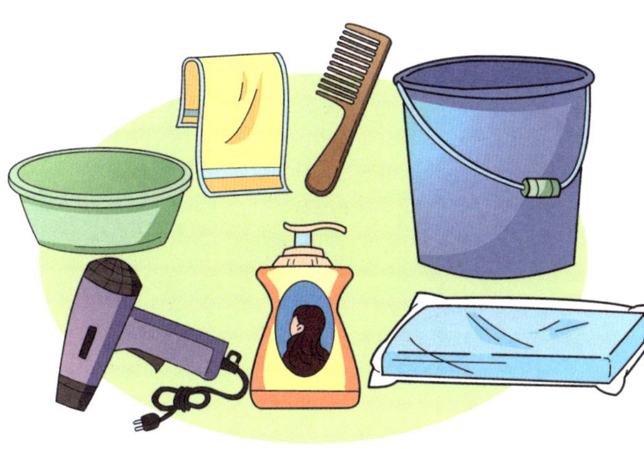

操作步骤

1. 环境准备。关闭门窗，调节室温在 24 ～ 26℃。移开床头桌椅，保留足够的空间。

2. 体位摆放。协助患者呈斜角平卧，将枕头下移至患者的肩背部。将一次性大垫单或干毛巾铺于枕头上，松开患者的衣领并向内折，另取一条干毛巾折叠后围于患者颈部。然后托起患者颈部，将其头发置于水盆内，用棉球堵塞患者的双耳，以防液体流入耳内。

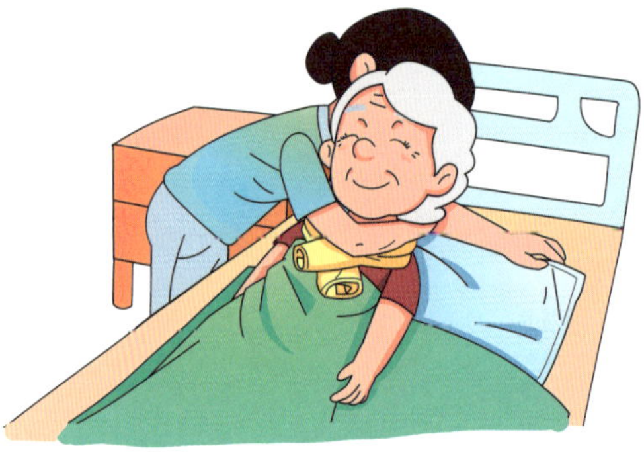

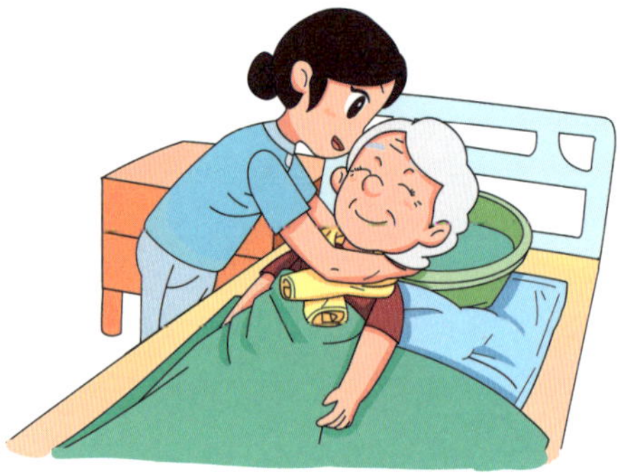

3. 洗头。先将水温调至适宜温度，松开患者头发，使用少量温水冲洗头发。然后涂抹洗发液，用指腹揉搓患者头发并按摩头皮，注意力度应适中，揉搓方向应从两边发际到头顶部。最后用温水将头发冲洗干净。

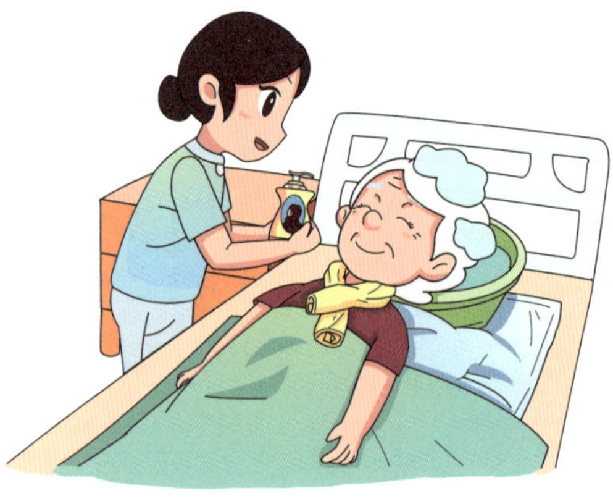

4. 擦拭头发。用患者颈部的干毛巾擦干其面部，并包裹头发。一手托住患者头部，另一手撤去水盆，将枕头移回患者头下，取出耳内棉球。用头上的毛巾擦干头发，或用电吹风吹干头发，并将头发梳理整齐。

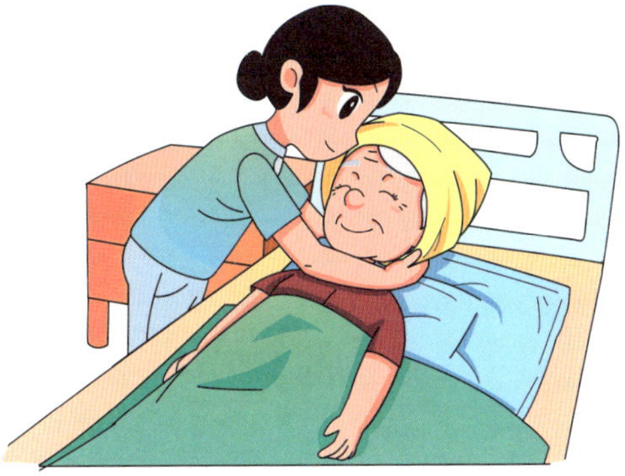

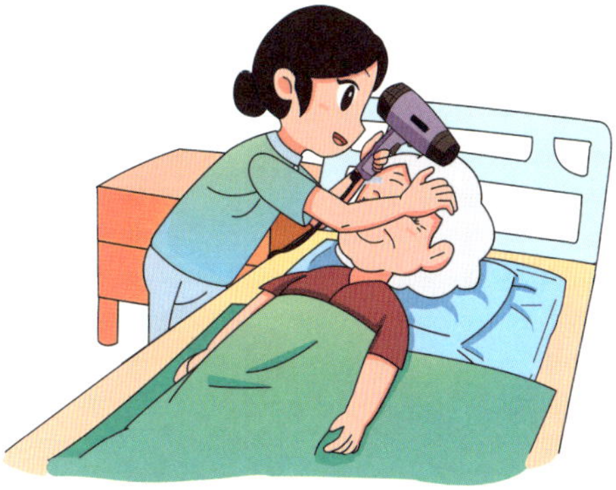

5. 整理用物。撤去一次性大垫单或干毛巾，协助患者取舒适卧位，整理患者衣服和被褥，开窗通风。

小贴士

（1）协助患者在床上洗头时，操作要轻快，以减少患者的不适和疲劳。注意观察患者的反应，并询问其感受，如有头晕、胸闷、呼吸困难等不适，应停止操作。

（2）在操作过程中注意室温、水温的变化，操作结束后应及时擦干患者的头发，防止患者着凉。

（3）床上洗头时，防止液体流入患者的眼睛、耳朵或沾湿衣服、床单，如已沾湿衣服、床单，应及时更换。

（4）床上洗头时，若水盆内污水较多，可将一根倒U形橡胶管开口较高的一端置于水盆内，利用液面高度差的作用力，将污水充满橡胶管，污水会持续通过橡胶管从高处流入低处的污水桶内。

五、床上擦浴

案例：患者桂奶奶，女，70岁，3号床，因跌倒致轻度脑挫伤，现已卧床休息两天，目前病情相对稳定，但日常生活自理能力受限。因长时间卧床，无法自行洗澡，今日发现身体有不适感及异味。作为一名医疗护理员，应如何为桂奶奶进行床上擦浴？

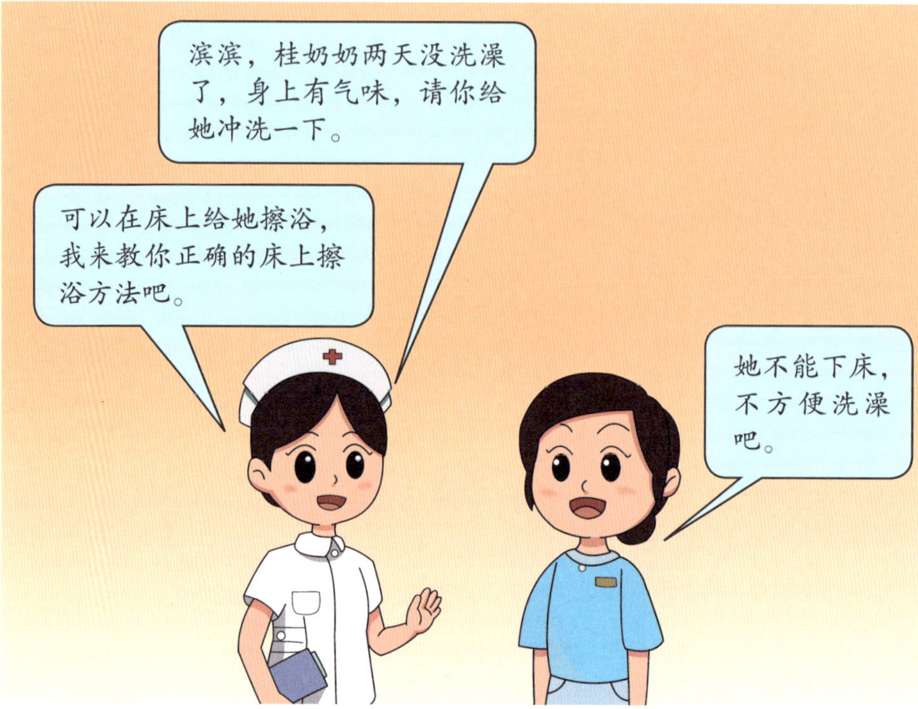
滨滨，桂奶奶两天没洗澡了，身上有气味，请你给她冲洗一下。
可以在床上给她擦浴，我来教你正确的床上擦浴方法吧。
她不能下床，不方便洗澡吧。

用物准备：清洁衣裤、水盆、水桶、浴巾、毛巾等。

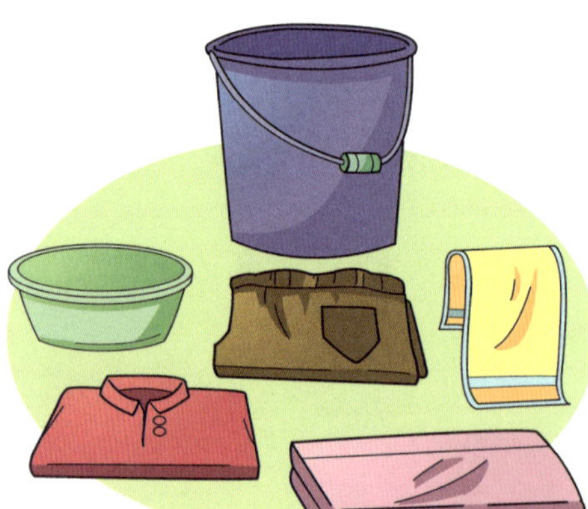

操作步骤

1. 环境准备。关闭门窗，拉好床帘或屏风，调节室温在 24℃左右，协助患者在床上擦浴。

2. 准备热水。将水桶放于床旁，倒入适量热水，测试水温，以 50 ～ 52℃为宜。

3. 体位摆放。摇平床头及床尾，将患者身体移向医疗护理员，松开盖被，在擦洗部位下垫浴巾。

4. 擦洗脸部。将毛巾浸湿后再拧干至不滴水状态，并叠成手套状包在手上，一手托着患者头部，另一手为患者擦洗面部及颈部，再用干毛巾将其擦干。

5. 擦洗上肢。按顺序螺旋式擦洗双上肢，先擦洗近侧上肢，后擦洗对侧上肢，由远心端向近心端擦洗，注意擦洗腋窝及指间。

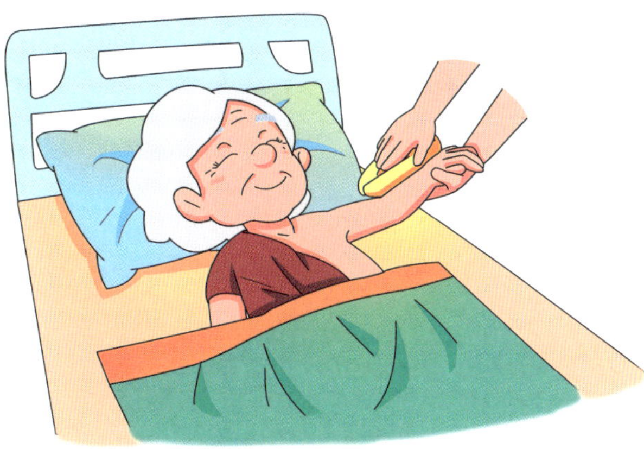

6. 擦洗胸、腹部。擦洗胸部时，注意擦洗乳房下的褶皱处。擦洗腹部时，应以肚脐为中心，按顺时针方向擦洗。

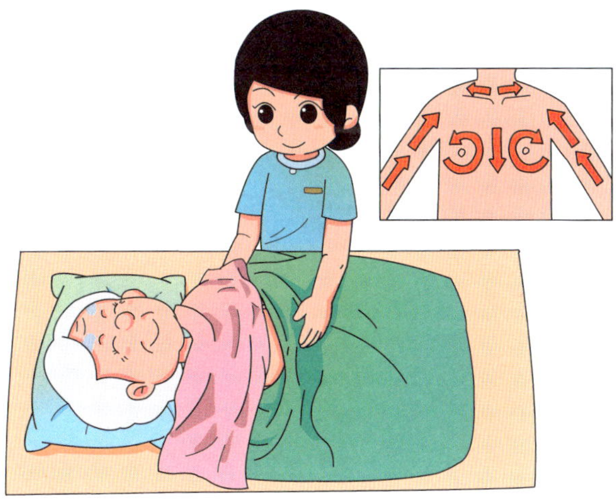

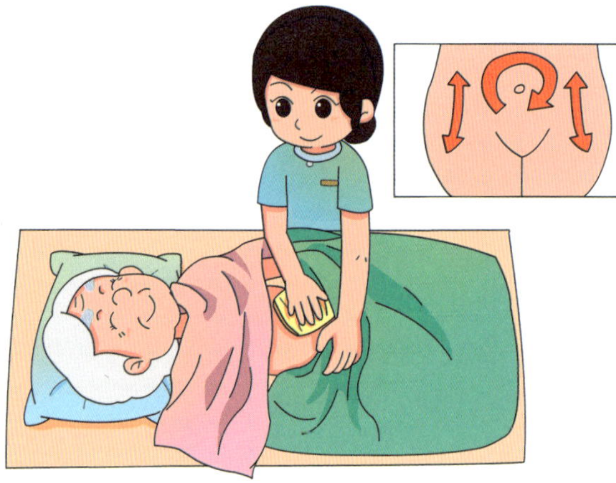

7. 擦洗背部。协助患者对侧卧，按顺序擦洗患者的后颈部、背部、臀部。擦洗后可进行背部按摩，然后撤去浴巾，更换清洁的上衣。

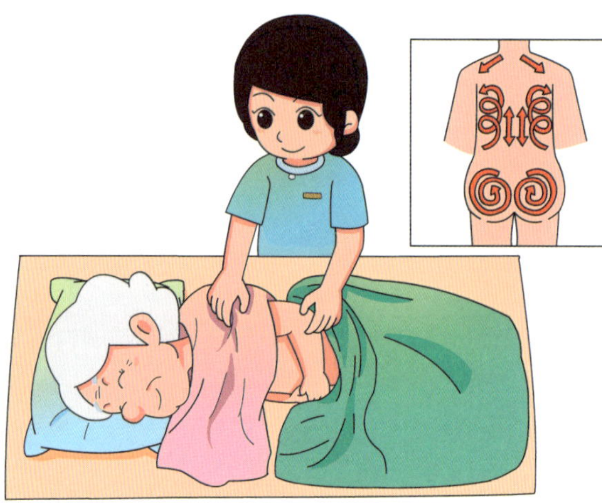

8. 擦洗下肢。协助患者平卧，脱去其裤子，用温水擦洗患者的双下肢，应先近侧后对侧，从小腿到大腿。注意清洗腹股沟皮肤褶皱处及大腿内侧。

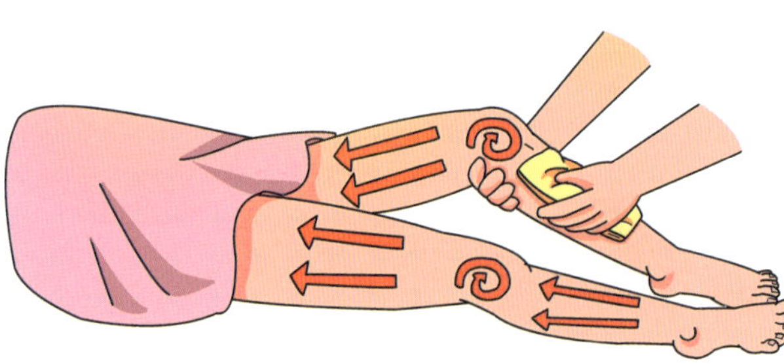

9. 清洗会阴部。更换水盆、温水及毛巾，为患者清洗会阴部（详见本节第七点会阴清洁），再更换清洁裤子。

10. 整理用物。协助患者取舒适体位，整理物品。

小贴士

（1）为患者及时进行床上擦浴可以保持皮肤清洁，也可以使患者感觉舒适，还可以预防皮肤感染和压力性损伤的发生。

（2）饭后 30 分钟内不宜马上擦浴。防止患者受凉，注意保护患者的隐私。

（3）尽量减少患者翻身和暴露的次数，在擦洗的过程中注意观察患者的情况，如面色、呼吸等。

（4）可选择患者自备的皮肤护理液进行擦洗，根据患者皮肤情况使用适宜的护肤用品。

六、淋浴

案例：患者桂奶奶，女，70 岁，3 号床，因心脏病康复期入住心脏内科病房已 7 天。今日，桂奶奶提出淋浴的需求，以改善身体舒适度。考虑到桂奶奶的身体状况及安全需求，作为一名医疗护理员，应如何正确地为桂奶奶进行淋浴？

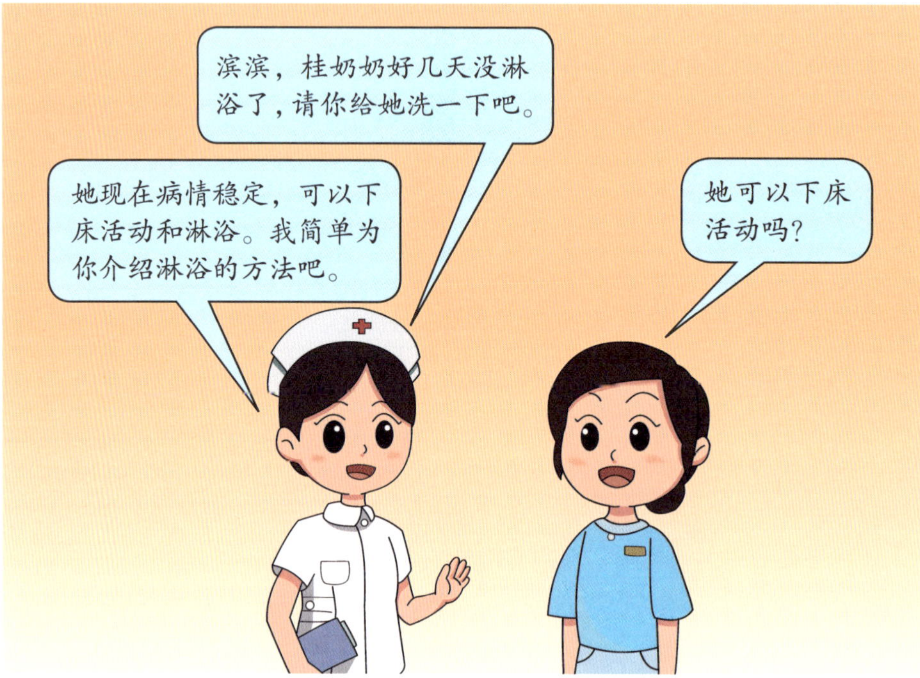
滨滨，桂奶奶好几天没淋浴了，请你给她洗一下吧。
她可以下床活动吗？
她现在病情稳定，可以下床活动和淋浴。我简单为你介绍淋浴的方法吧。

用物准备：清洁衣裤、浴巾、毛巾、沐浴露等。

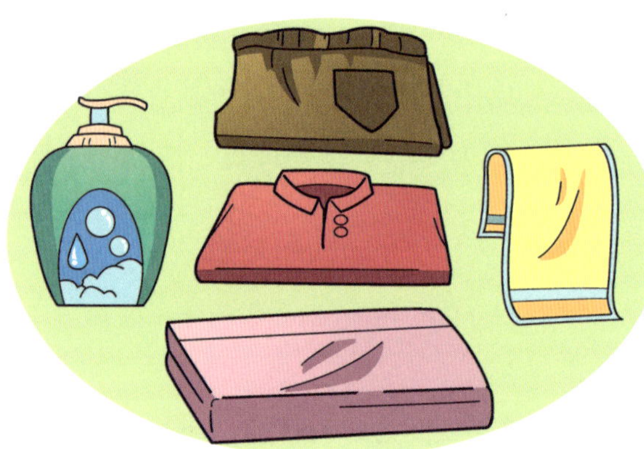

操作步骤

1. 环境准备。关闭门窗，调节室温在 24℃左右，水温以 40 ～ 45℃为宜，可以根据季节变化及患者的生活习惯适当调节。

2. 患者准备。协助患者进入浴室，并坐在洗澡座椅上，脱去其衣裤，必要时为其戴浴帽，防止头发被淋湿。

3. 淋浴。打开花洒，测试水温。将患者身体淋湿，并涂抹沐浴露。淋浴的顺序为清洗颈部、双上肢、胸部、腹部、背部、臀部、会阴部、双下肢、足部等。

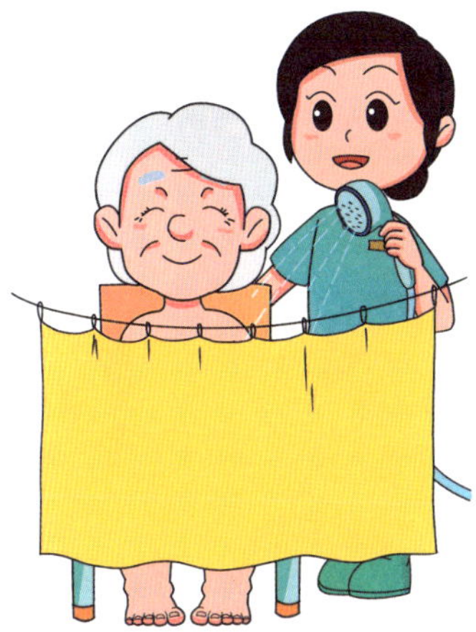

4. 擦干身体。淋浴完毕后，用浴巾尽快将患者身体擦干。可根据患者皮肤情况使用护肤用品，协助患者穿清洁衣裤后将其送回床上休息。

5. 整理用物。清洗患者换下的衣物，清洁浴室，并保持室内干净。

小贴士

（1）淋浴可以去除皮肤污垢，保持皮肤清洁，也可以促进血液循环，预防皮肤感染。饭后 1 小时才能进行淋浴，以免引起消化不良。淋浴时间不超过 15 分钟，水温为 40 ～ 45℃，以免发生烫伤。

（2）淋浴时注意防止滑倒，应使用防滑座椅、拖鞋。不可反锁浴室的房门，以免发生意外时不能及时发现。

（3）在淋浴过程中注意观察患者的情况，如面色、呼吸，随时询问患者有无不适，如发生晕厥等意外，应立即按紧急呼救装置。

（4）对于偏瘫、虚弱等活动能力下降的患者，应协助其进入浴室进行淋浴。

（5）根据患者的皮肤情况使用沐浴露，老年人不宜使用肥皂及含有乙醇的沐浴露。

七、会阴清洁

案例：患者桂奶奶，女，70岁，3号床，因跌倒致轻度脑挫伤入住神经外科。现神志清醒，能进行基本交流，但需要卧床休息及定期进行会阴清洁。作为一名医疗护理员，应如何为桂奶奶进行会阴清洁？

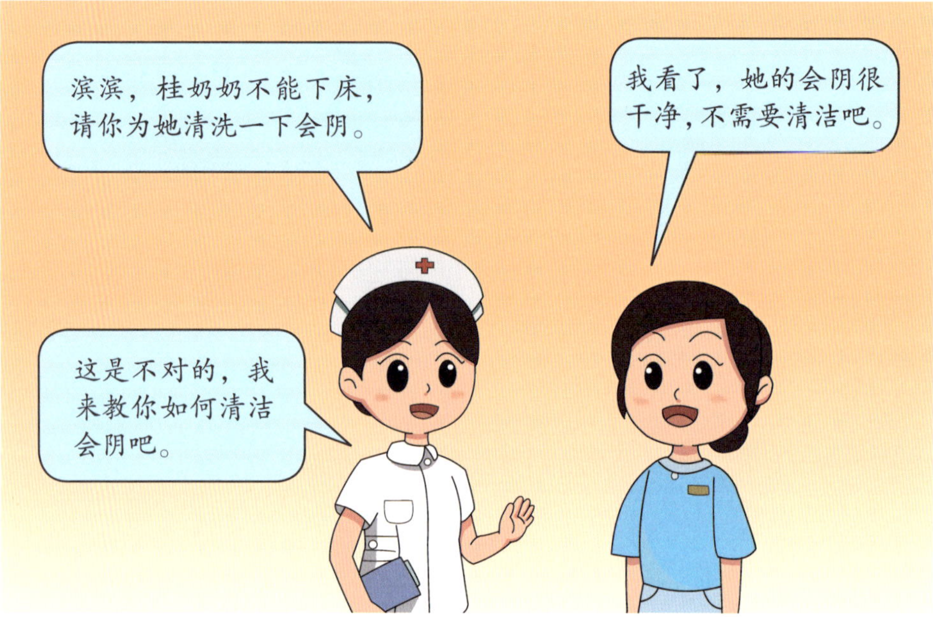
滨滨，桂奶奶不能下床，请你为她清洗一下会阴。
我看了，她的会阴很干净，不需要清洁吧。
这是不对的，我来教你如何清洁会阴吧。

用物准备：水盆、一次性防水垫巾、一次性手套、毛巾、便盆、清洁裤子等，必要时准备屏风。

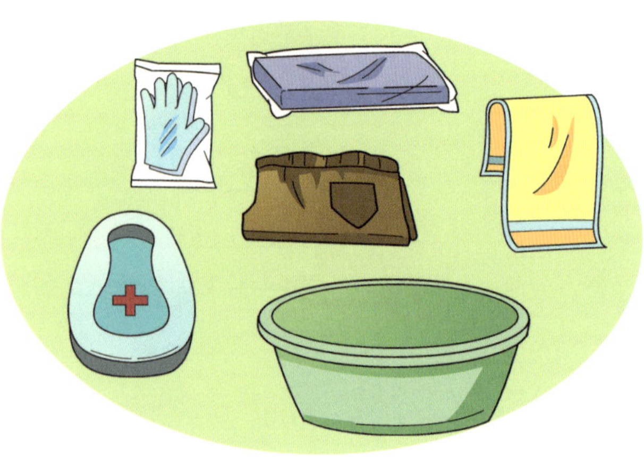

操作步骤

1. 环境准备。关闭门窗，调节室温在 22 ～ 26℃。拉好围帘，保护患者的隐私。

2. 体位摆放。协助患者将裤子脱至膝盖下方，使患者取屈膝仰卧位，露出会阴部，并在其臀部垫上一次性防水垫巾，然后将便盆放于臀部下方，将毛巾折叠后放于耻骨联合处，防止水倒流。

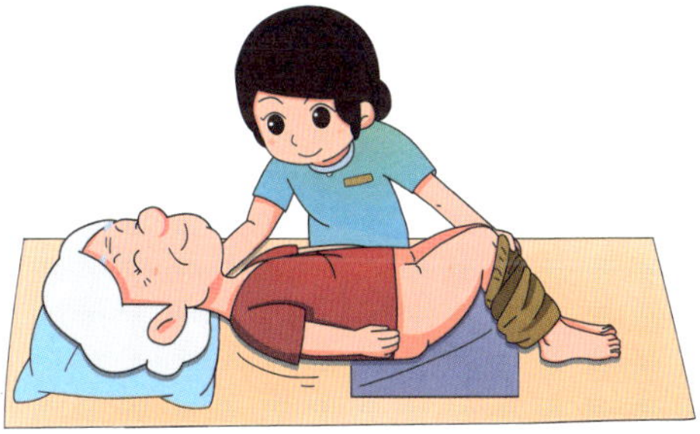

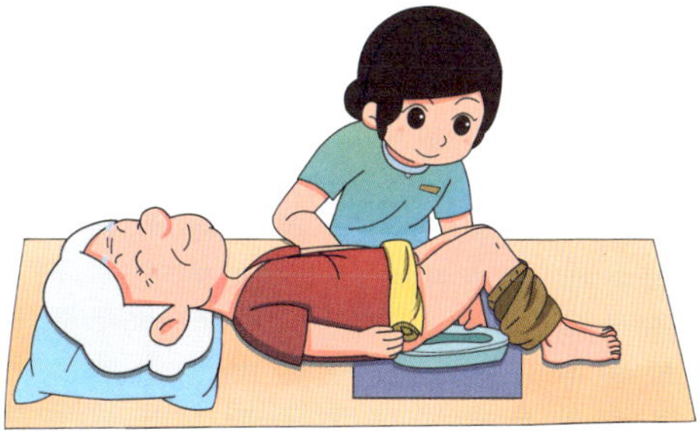

3. 清洗会阴。测试水温，水温以 40 ～ 45℃为宜，戴好一次性手套。若患者为女性，应一手持冲洗壶，另一手拿毛巾，按从上到下、从里到外的顺序清洗会阴，直至将会阴清洗干净。会阴冲洗完毕后再使用干毛巾将其擦拭干净。若患者为男性，应先将其包皮分开，一手持冲洗壶，另一手拿毛巾，按阴茎头、冠状沟、阴茎、阴囊的顺序依次清洗，直至将会阴清洗干净，然后回纳包皮，最后使用干毛巾擦拭干净。

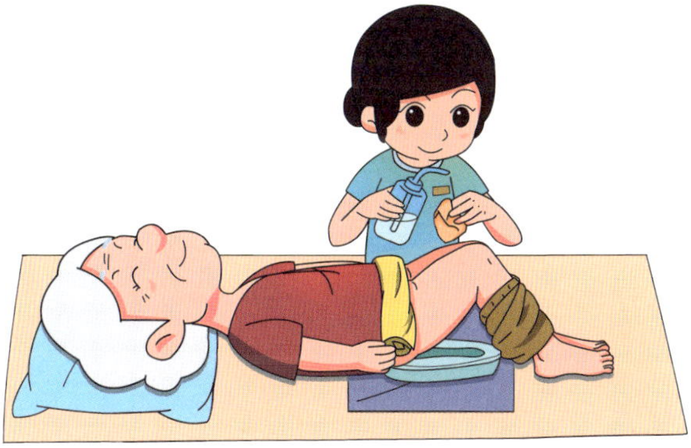

4. 整理用物。撤走便盆和一次性防水垫巾，为患者更换清洁的裤子，整理物品。

小贴士

（1）患者长时间卧床，容易引起会阴部的病菌繁殖，从而增加泌尿系统感染的概率。为患者清洁会阴部，可以去除异味，预防或减少感染，防止皮肤破损，增加患者的舒适度。清洗会阴时，动作要轻柔，以免造成皮肤破损。

（2）在患者能自理的情况下，鼓励患者自己清洗会阴，不可过多暴露患者的隐私部位。清洗的水温不能过高，防止烫伤。注意患者的保暖。

（3）清洗会阴时可选择专用清洗液，不可使用碱性皂液。

（4）为男性患者清洗会阴时，应将其阴茎头露出，清洗干净褶皱处。

（5）如发现患者会阴部有异味或出现红肿，应立即告知医务人员。

（6）清洗会阴的毛巾应专用，避免混用。

八、修剪指（趾）甲

案例：患者桂奶奶，女，70 岁，3 号床，因车祸致右手臂骨折，右手暂时不能活动，日常生活需护理人员照顾。住院一段时间后桂奶奶的指（趾）甲过长，作为一名医疗护理员，应如何为其修剪指（趾）甲？

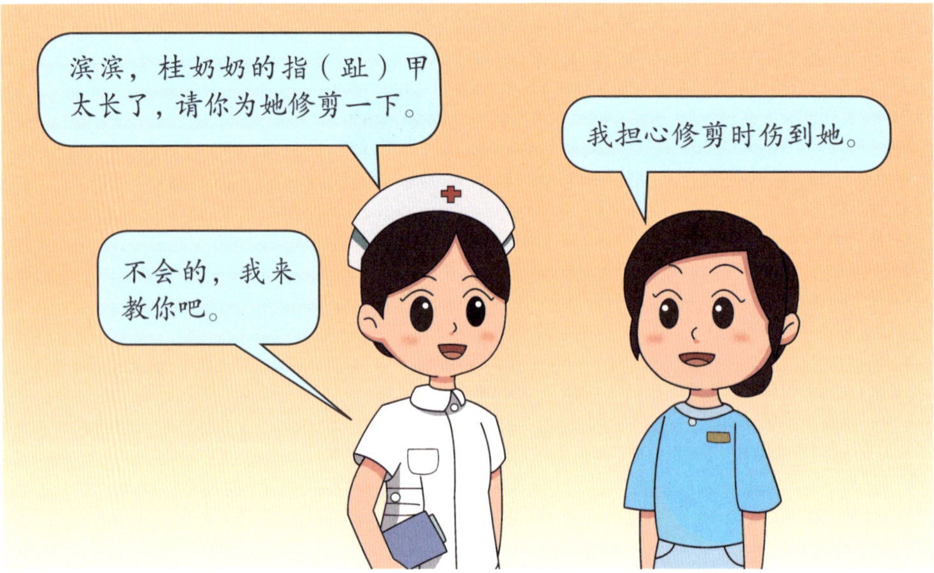
滨滨，桂奶奶的指（趾）甲太长了，请你为她修剪一下。
我担心修剪时伤到她。
不会的，我来教你吧。

用物准备：水盆、指甲剪、毛巾等。

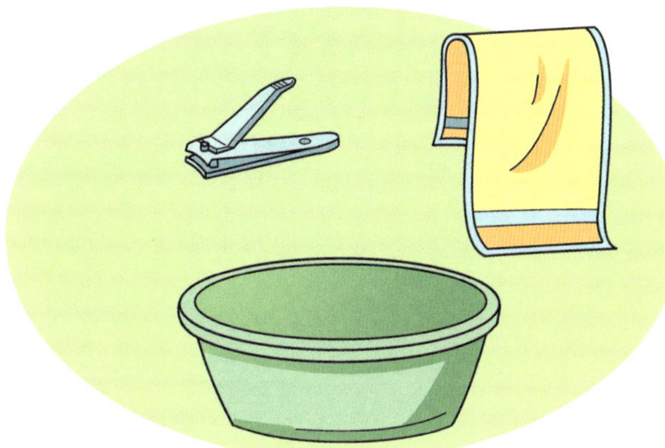

操作步骤

1. 体位摆放。协助患者取坐位或仰卧位，适当抬高床头，并暴露指（趾）甲。

2. 清洁双手或双足。用温水清洗干净患者的双手或双足后，并在其手部或足部下铺毛巾。

3. 修剪指（趾）甲。使用指甲剪，逐个修剪指（趾）甲。

4. 磨平指（趾）甲。使用指甲锉或打磨条将指（趾）甲磨平。

小贴士

（1）指（趾）甲的护理包括清洁、修剪及磨平，若指（趾）甲比较硬，可以先用温水浸泡 10 ～ 15 分钟后再进行修剪，也可在患者沐浴后修剪。

（2）指（趾）甲不可修剪过短，以免损伤皮肤，尤其患有糖尿病的老年人更应注意避免损伤。

（3）有倒刺时需要用指甲剪剪去倒刺，不能用手撕，以免损伤组织，引起甲沟炎。

思考题

1. 为老年人更换床单时，如何做到省时省力呢？

2. 为老年人脸部清洁时，有哪些注意事项？

3. 为意识不清的老年人清洁口腔时，需要注意什么呢？

4. 淋浴的注意事项有哪些？

（汪家钰、周萍、陈周林）

第二节　饮食照护

学习目标

（1）了解经鼻饲管及胃造瘘管喂食的目的。

（2）熟悉常见饮食的食物准备方法。

（3）掌握鼻饲的正确方法及注意事项。

随着老年人年龄的增长，其身体的各项功能逐渐减退，对营养的需求也随之发生微妙变化，合理的饮食可以为他们提供足够的蛋白质、维生素和矿物质等营养元素。在蛋白质的摄入上，应以优质且易消化为主，如鱼肉或豆腐。同时，通过摄入新鲜蔬菜和水果来补充矿物质与维生素。在油脂方面，须精选低脂及富含不饱和脂肪酸的食物。医疗护理员在为老年人提供饮食照护时，应选择易于咀嚼、吞咽的食物，确保每餐的营养均衡，还要严格关注食物的安全卫生，并在适当时机给予适量的水分补充。然而，仅仅做到这些还不够，优秀的医疗护理员还需要深入了解老年人的生活习惯和口味偏好，力求所提供的饮食照护能够兼顾并满足其个性化需求。

一、食物准备

（一）低盐、低脂饮食

案例一：患者桂奶奶，女，70 岁，3 号床，发现血压升高 7 余年，患冠心病 10 余年，平时无明显不适，但在体检中发现血压偏高及血脂异常。医生建议除药物治疗外，还需严格控制饮食，养成低盐、低脂的饮食习惯。作为一名医疗护理员，应如何为桂奶奶准备食物?

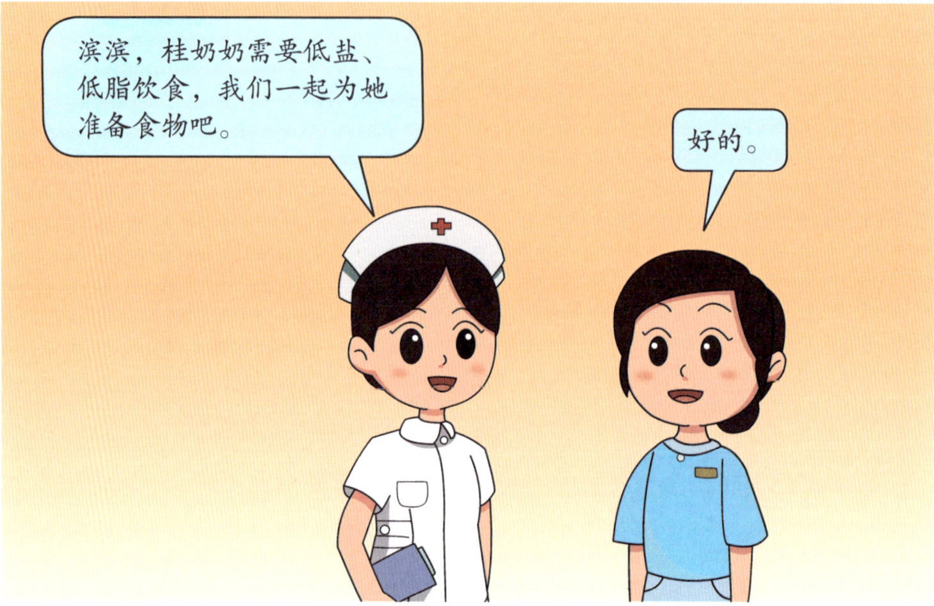
滨滨，桂奶奶需要低盐、低脂饮食，我们一起为她准备食物吧。
好的。

小贴士

（1）低盐饮食是指每餐食盐不超过 2 克，每天摄入食盐不超过 5 克，禁止食用腌制品，避免食用含盐高的食物，如咸菜、榨菜、咸鱼、咸肉、火腿等。

（2）低脂饮食是指膳食脂肪占膳食总热量的 30% 以下或全天脂肪摄入量小于 50 克的饮食。高血压、冠心病患者每天脂肪摄入量要小于 20 克，平常应食用少油食物，烹调方法以蒸、煮、炖、烩为主，限制动物性脂肪的摄入，尽量避免食用油脂类蛋糕、奶油、糖果等。

（3）老年人的活动量一般随着年龄的增加而逐渐减少，对高热量食物的需求也在下降。高血压、冠心病患者需根据病情正确选择合适的食物，并严格控制饮食，预防疾病复发，有助于身体早日康复。

（二）高蛋白饮食

案例二：患者桂奶奶，女，70 岁，3 号床，肺癌晚期，重度营养不良。为改善其营养状况，促进病情恢复。作为一名医疗护理员，应如何为桂奶奶进行食物准备？

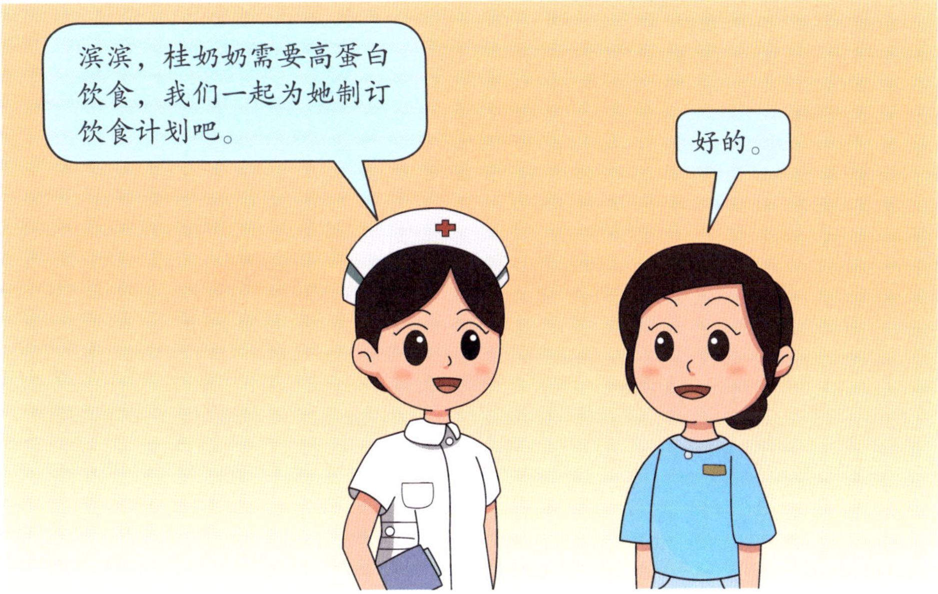
滨滨，桂奶奶需要高蛋白饮食，我们一起为她制订饮食计划吧。
好的。

小贴士

（1）成年人每天需要补充蛋白质为每千克体重1.0～1.2克，每天蛋白质总量不超过120克，同时控制高脂肪食物如肥肉、蛋黄、动物内脏等的摄入。例如，桂奶奶体重50千克，每天需要蛋白质总量为50～120克。含优质蛋白质的食物有大豆、鱼虾、畜禽肉、谷类等，每100克大豆、鱼虾、畜禽肉、谷类食物中蛋白质含量分别为20.53克、17.02克、16.17克、13.42克。

（2）鼓励患者多食用新鲜蔬菜和水果，保持充足的维生素摄入；注意控制盐分和水分，保持合理饮食，以改善营养状况，促进身体康复。

（三）糖尿病饮食

案例三：患者桂奶奶，女，70岁，3号床，因“多饮、多食、多尿伴体重下降”就诊，经检查确诊为2型糖尿病，无其他明显并发症，使用胰岛素控制，血糖控制尚可，现根据病情给予糖尿病饮食。作为一名医疗护理员，应如何为桂奶奶进行食物准备？

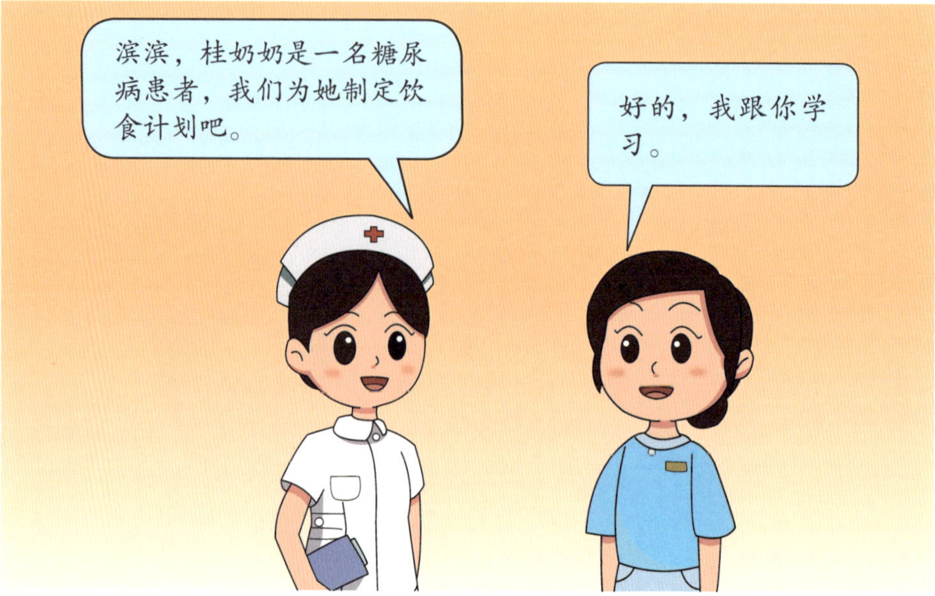
滨滨，桂奶奶是一名糖尿病患者，我们为她制定饮食计划吧。
好的，我跟你学习。

小贴士

（1）米饭、面条、面包、粥等富含碳水化合物的主食，应占糖尿病患者食物能量的50%～60%。为了维持血糖稳定，糖尿病患者应增加蛋白质、蔬菜等的摄入，同时减少对高脂肪、高淀粉、高糖食物的摄入。糖尿病患者蛋白质消耗量大，每天蛋白质摄入量应在每千克体重1克左右。此外，还需限制钠盐的摄入，以保持血糖的稳定。

（2）糖尿病患者宜清淡饮食，烹调时宜选择清蒸、水煮等方式。减少盐分的摄入，每天食盐不超过5克。同时，优选植物性油脂，如橄榄油、山茶油等不饱和脂肪油，有利于促进身体健康。

（四）低蛋白饮食

案例四：患者桂奶奶，女，70岁，3号床，身高165厘米，体重55千克，颜面部浮肿，晨起明显，伴双下肢水肿，为对称凹陷性，伴乏力，解泡沫尿，无尿频、尿急、尿痛，无肉眼血尿，尿常规为尿蛋白阳性3+。诊断为肾病综合征，现根据病情给予低蛋白饮食。作为一名医疗护理员，应如何为桂奶奶进行食物准备？

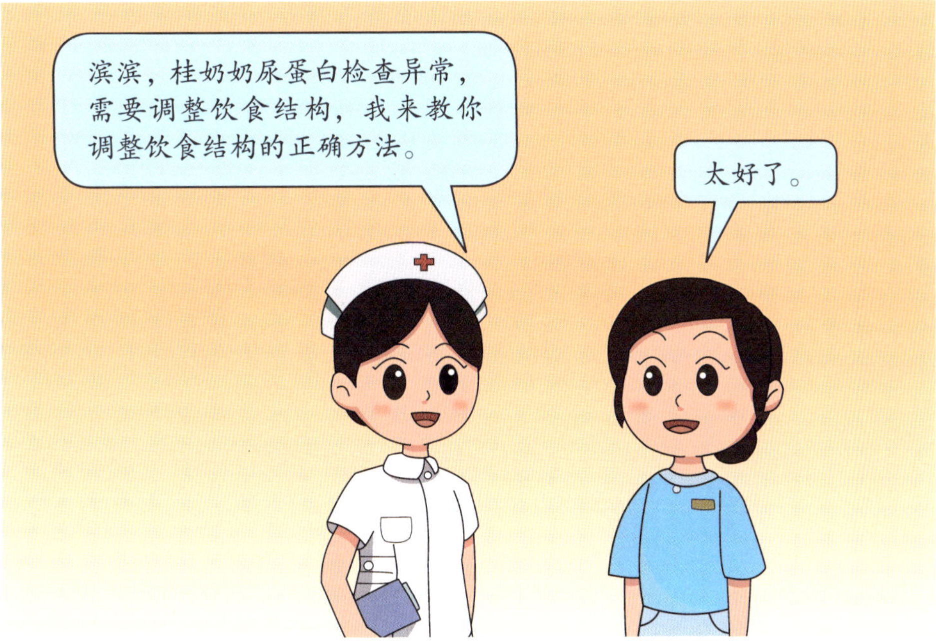
滨滨，桂奶奶尿蛋白检查异常，需要调整饮食结构，我来教你调整饮食结构的正确方法。
太好了。

小贴士

（1）低蛋白饮食是指每天控制蛋白质摄入总量。结合桂奶奶的病情，她每天蛋白质供给量为每千克体重 0.8 克。根据她的身高、体重计算，每天蛋白质摄入总量为 42.4 克。除了低蛋白饮食，她还要控制盐、油、糖等调味品的摄入量。

（2）低蛋白食物包括红薯、土豆、木薯、山药、芋头、莲藕、马蹄等食物。有条件者可选择低蛋白大米、肾病专用能量补充剂等来增加能量。

（五）低胆固醇饮食

案例五：患者桂奶奶，女，70 岁，3 号床，曾患冠心病，体检时发现胆固醇水平偏高，饮食偏好高脂、高胆固醇食物，如红烧肉、动物内脏及油炸食品等，现根据桂奶奶的病情调整饮食结构，给予低胆固醇饮食。作为一名医疗护理员，应如何为桂奶奶进行食物准备？

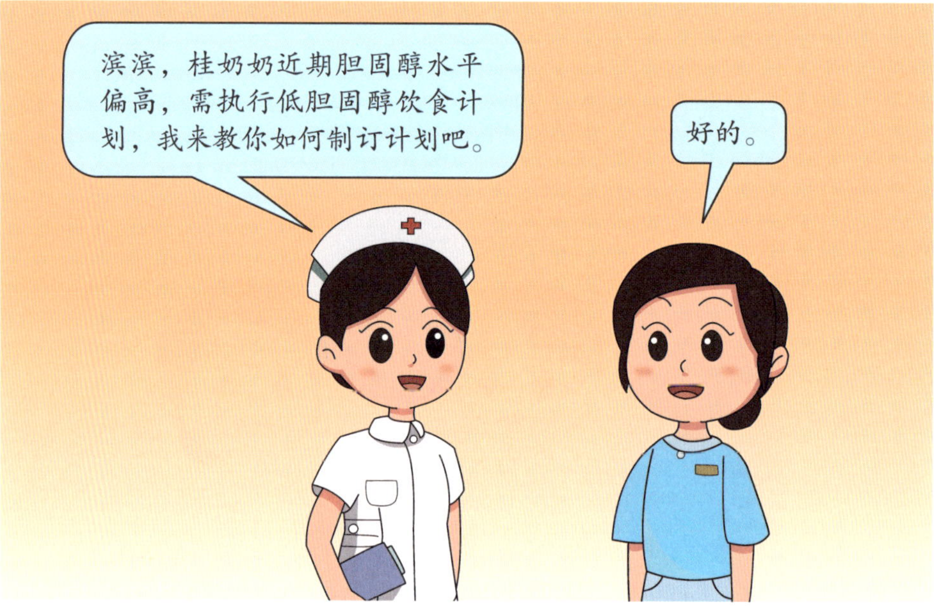
滨滨，桂奶奶近期胆固醇水平偏高，需执行低胆固醇饮食计划，我来教你如何制订计划吧。
好的。

小贴士

（1）低胆固醇饮食是指每天摄入胆固醇的总量不超过 300 毫克。低胆固醇食物有脱脂奶、海蜇头、鸭肉、大黄鱼、草鱼、鲫鱼、瘦猪肉和豆制品等。坚果不含胆固醇，大部分坚果中的脂肪酸以单不饱和脂肪酸为主，核桃和松子中多不饱和脂肪酸含量较高。适量吃坚果可降低总胆固醇和甘油三酯的浓度，但坚果能量较高，不宜多吃，推荐每周 50 ～ 70 克，食用原味坚果为首选。

（2）高胆固醇食物有凤尾鱼、动物肝脏和肾脏、鱼子、肥肉等。

（六）高纤维饮食

案例六：患者桂奶奶，女，70 岁，3 号床，双下肢感觉障碍 10 月余，近期排便困难，大便硬结。经医生评估后，建议桂奶奶调整饮食结构，增加高纤维食物的摄入，以改善便秘情况，现根据病情给予高纤维饮食。作为一名医疗护理员，应如何为桂奶奶进行食物准备？

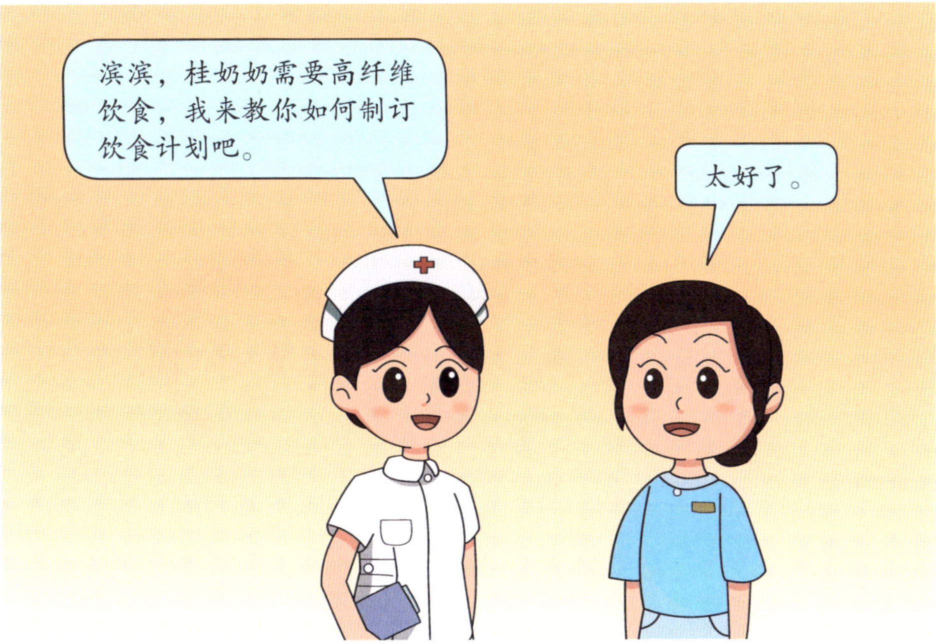
滨滨，桂奶奶需要高纤维饮食，我来教你如何制订饮食计划吧。
太好了。

小贴士

高纤维饮食是以蔬菜、水果等食物为主，如韭菜、芹菜、菠菜、卷心菜、玉米、土豆等。

（七）普通饮食

案例七：患者桂奶奶，女，70 岁，3 号床，行腹腔镜下阑尾切除术后第 10 天，病情稳定，无特殊食物过敏史，体型适中，无糖尿病、高血压等慢性疾病，医生评估其身体状况适宜转为普通饮食。作为一名医疗护理员，应如何为桂奶奶进行食物准备？

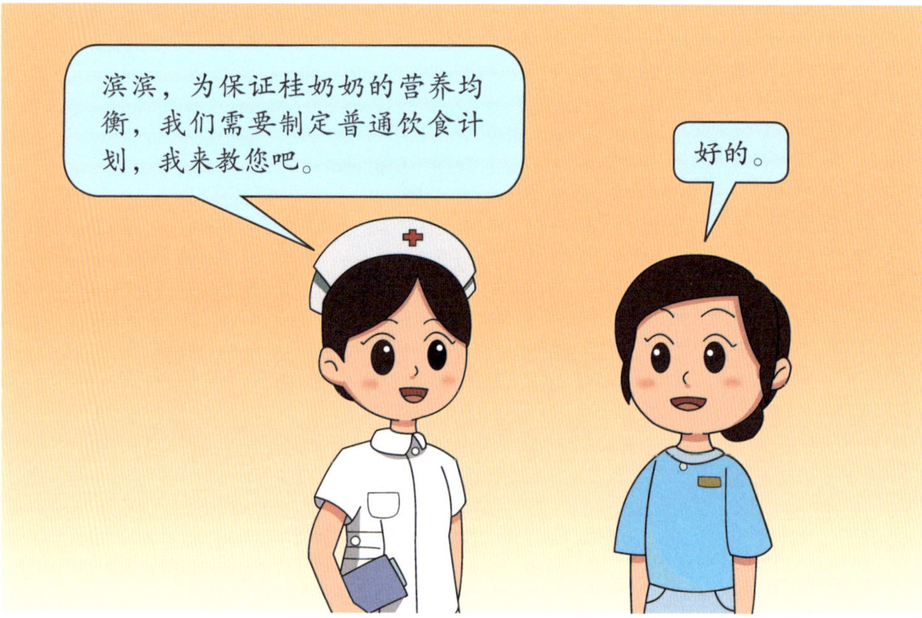

小贴士

（1）普通饮食原则上应追求食物的多样化，确保蛋白质、脂肪和碳水化合物的比例合理且均衡。烹饪时尽量保持食物原有的营养成分，多选鱼类、虾类、蛋类、禽类、瘦肉以及豆类和豆制品等富含蛋白质的食物。

（2）普通饮食应每天吃 2～3 种主食，粗细搭配，适量食用去皮鸡肉、鱼虾、脱脂奶等高蛋白、低脂肪含量的食物，促进身体机能的恢复。根据桂奶奶的消化功能逐渐增加蔬菜、水果、杂粮，可促进其肠道蠕动，避免便秘。同时，以循序渐进和少食多餐的原则，避免过多饮食加重肠胃负担。此外，还应少油、少盐，避免刺激性食物。

（八）流质饮食

案例八：患者桂奶奶，女，70 岁，3 号床，在无明显诱因下出现意识不清、呼之不应，大小便失禁，伴右侧肢体活动障碍，目前呈嗜睡状态，留置胃管喂养，现根据桂奶奶的情况给予流质饮食。作为一名医疗护理员，应如何为桂奶奶进行食物准备？

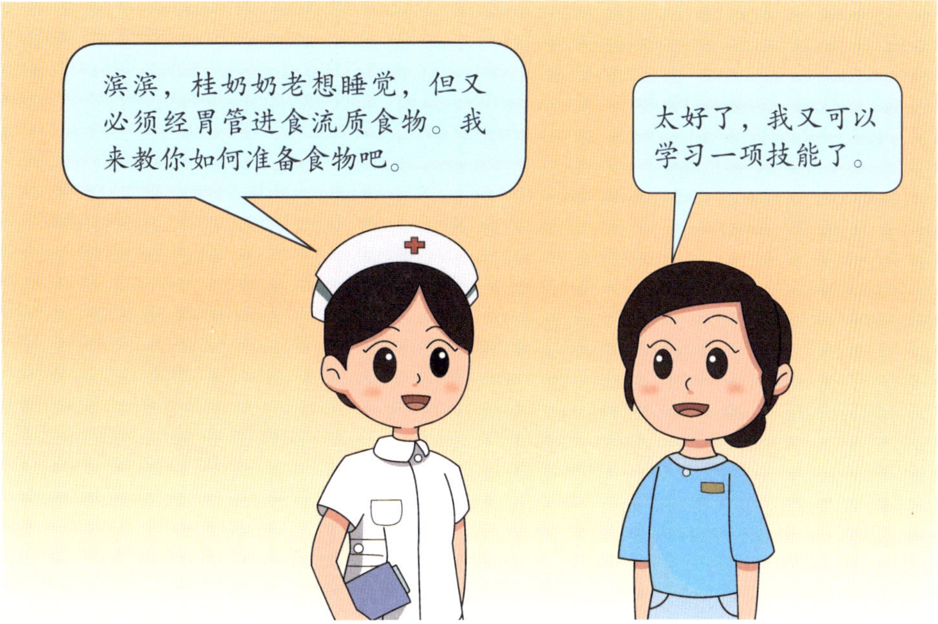

小贴士

（1）流质食物是指形态呈流体状、营养均衡、质地细嫩且易消化的食物。常见的流质食物包括奶类、豆浆、米汤、肉汁、菜汁、果汁等，输注的肠内营养液也属于流质食物。

（2）建议流质食物每餐进食总量控制在蛋白质 65～70 克，脂肪 55～60 克，碳水化合物 260～270 克。为更好地消化和吸收，应采用少量多餐的方式，每天至少进食 6 餐，每餐 200～250 毫升，每 2～3 小时进餐一次。

（九）半流质饮食

案例九：患者桂奶奶，女，70 岁，3 号床，因胃溃疡住院治疗两周后，病情得到有效控制，现已进入恢复期。医生建议从严格的流质饮食逐渐过渡到半流质饮食，以促进胃黏膜的进一步修复，同时保证营养的全面摄入。作为一名医疗护理员，应如何为桂奶奶进行食物准备？

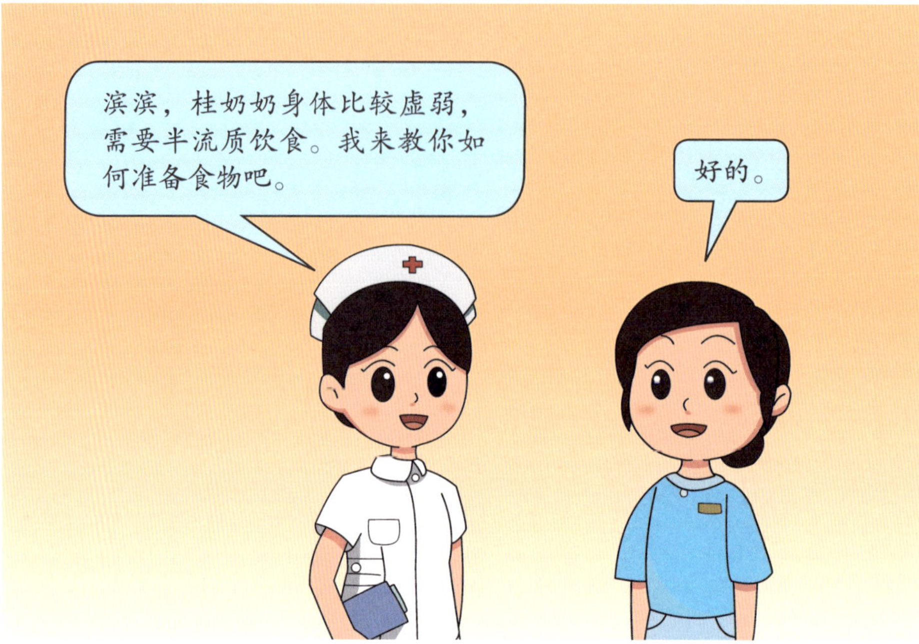
滨滨，桂奶奶身体比较虚弱，需要半流质饮食。我来教你如何准备食物吧。
好的。

小贴士

（1）半流质食物的特点是软、稀、碎、烂，呈半流体状态，其蛋白质含量应按正常标准供给，同时确保各种营养素的合理搭配和充分摄入。此类食物需少食多餐，主要选择易消化、易吞咽、无刺激性、纤维素含量少的食物。

（2）半流质食物包括稀粥、面片汤、软面条汤、馄饨、蛋羹、藕粉、豆腐脑等，在制作过程中可适当增加一些肉糜、肉松、鱼松及蛋糕等易咀嚼、易消化、少渣的食物。

（3）半流质食物每 2 ～ 3 小时进餐一次，每天可以增加至 6 餐，需蛋白质 60 克。合理进食半流质食物有利于疾病的恢复，促进身体康复。

常见的饮食类型

饮食类型		食物种类	适合人群
基本饮食	普通饮食	主食、蛋类、奶类、蔬菜、水果、汤汁等	病情较轻或疾病恢复期消化功能正常者
	流质饮食	米汤、蛋汤、豆浆、肉汤、鱼汤、蔬菜汁、果汁等	进食困难，高热、大手术后消化道疾病，危重或全身衰竭，以及使用鼻饲管喂食的患者
	半流质饮食	粥类	身体虚弱，咀嚼、消化能力较差或口腔疾病、消化道疾病、发热等患者
治疗性饮食	高蛋白饮食	主食、蛋类、奶类、蔬菜、水果、汤汁、鱼、瘦肉等	消耗性疾病如贫血、恶性肿瘤、结核、烧伤、甲状腺功能亢进症、大手术后等患者
	低蛋白饮食	红薯、木薯、土豆、山药、芋头、鱼等	限制蛋白质摄入者，如急性肾炎、肝性昏迷、尿毒症等患者
	高热量饮食	动物内脏	热能消耗较高，需要补充营养的患者，如甲状腺功能亢进症、结核病、体重过轻、大面积烧伤等患者
	低脂肪饮食	主食、蛋类、奶类、蔬菜、水果、汤汁、豆类等	肝、胆、胰疾病及肥胖症、高脂血症、冠心病、动脉硬化、高血压、脑血管病和腹泻的患者
	低胆固醇饮食	大米、小麦、蔬菜、水果、面条、鱼等	有高胆固醇血症、动脉硬化、高血压、冠心病、脑血管病的患者
	低盐饮食	主食、蛋类、奶类、蔬菜、水果、汤汁、豆类等	心脏病、急慢性肾炎、肝硬化腹水及水肿较轻的高血压患者
	少渣饮食	鸡蛋、菜汁、米粥等	有肠道疾病的患者，如伤寒、肠炎、腹泻、痢疾以及咽喉部和消化道手术、食管静脉曲张的患者

用物准备：碗、筷子、汤勺、食品温度计等，必要时准备搅拌机。

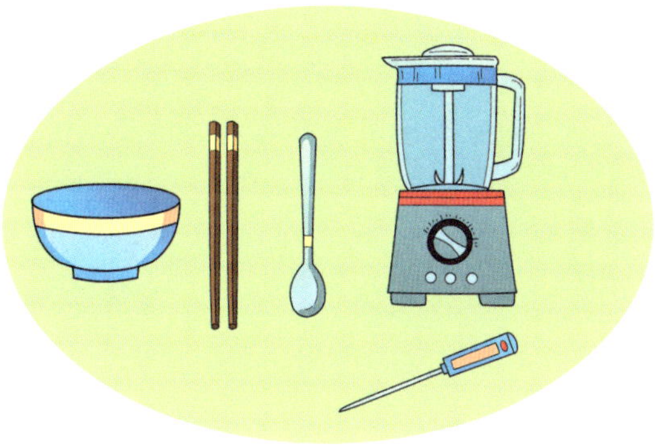

操作步骤

1. 了解病情。了解患者病情、饮食类型、饮食习惯、食欲情况等。

2. 食物准备。清洁双手，根据患者的病情及饮食习惯准备食物。对于普通饮食，应将煮熟的食物盛到碗里。对于流质饮食，应使用搅拌机将煮熟的食物搅拌成 200 ～ 300 毫升较稠且均匀的流质食物。

3. 测试温度。使用食品温度计测试食物温度，以 38 ～ 40℃为宜。

小贴士

（1）食物原料要选用新鲜自然，营养要素齐全，具有优质蛋白、低脂肪、低糖、低盐、高维生素和含适量钙、铁的食物，避免食用加工食品。

（2）食物与器具要干净卫生，避免细菌污染。

（3）熟食可用热水或微波炉加热至适宜温度，方可食用。食物准备要适量。

（4）在低蛋白饮食期间，要定期监测患者的身体情况，包括体重、血压、肾功能等指数。

（5）糖尿病患者不吃精制糖类的食物，如炼乳、蜜饯等，可将水果作为加餐食物，以补充维生素。当血糖不稳定时，可以吃黄瓜、番茄，并适当减少主食量。

（6）高蛋白饮食并非越多越好，过量的高蛋白摄入可能导致肾脏负担加重，甚至引发肾脏疾病，应根据个人情况适当调整，避免过量。

（7）根据中国居民平衡膳食宝塔的内容合理搭配食物。

二、协助经口喂食

（一）协助床上坐位的患者经口进食

案例一：患者桂奶奶，女，70 岁，3 号床，于 10 年前出现气促，秋冬季节及受凉后气促症状明显，平地行走即感气促，入院诊断为慢性阻塞性肺气肿，现需卧床休息，避免下床活动。作为一名医疗护理员，应如何协助患者经口进食？

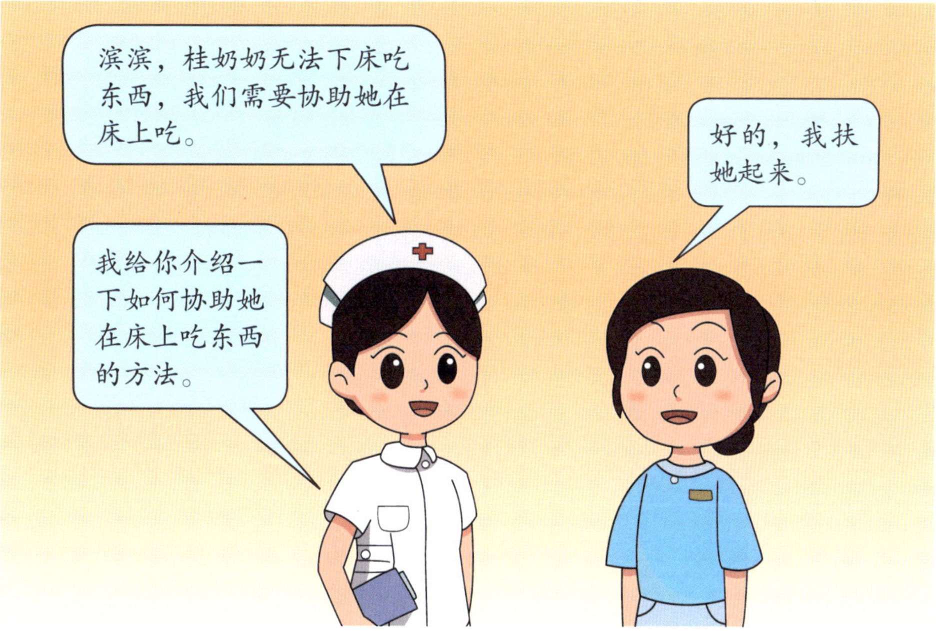
滨滨，桂奶奶无法下床吃东西，我们需要协助她在床上吃。
好的，我扶她起来。
我给你介绍一下如何协助她在床上吃东西的方法。

用物准备：碗、筷子、汤勺、毛巾、漱口杯、桌板、食品温度计、洗手液、纸巾等。

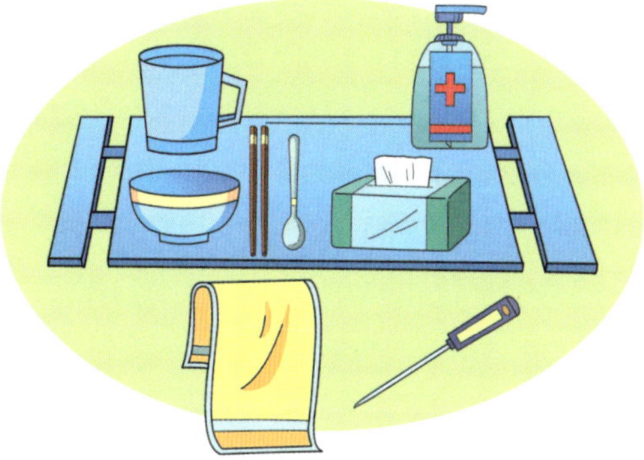

操作步骤

1. 环境准备。保持环境安静、舒适、干净、无异味。在患者床上摆放小型餐桌。

2. 患者准备。协助患者洗手，并取坐位，或将床头摇高至 90°，在患者胸前垫纸巾。

3. 进食。将食物摆放在餐桌上，指导患者进食。每次取 1/3 汤勺（3 ～ 5

毫升）的食物送入患者口中。待其充分咀嚼、吞咽后，再喂下一口。

4. 洗手、漱口。协助患者洗手、漱口，保持原体位至少 30 分钟再躺下，防止食物反流误吸。

（二）协助吞咽困难的患者进食

案例二：患者桂奶奶，女，70 岁，3 号床，精神反应尚可，右侧肢体麻木、乏力，左侧肢体活动尚可，可短距离步行，但言语不清，饮水偶有呛咳，经医护人员评估可经口进食糊状食物。作为一名医疗护理员，应如何协助桂奶奶安全、有效的经口进食？

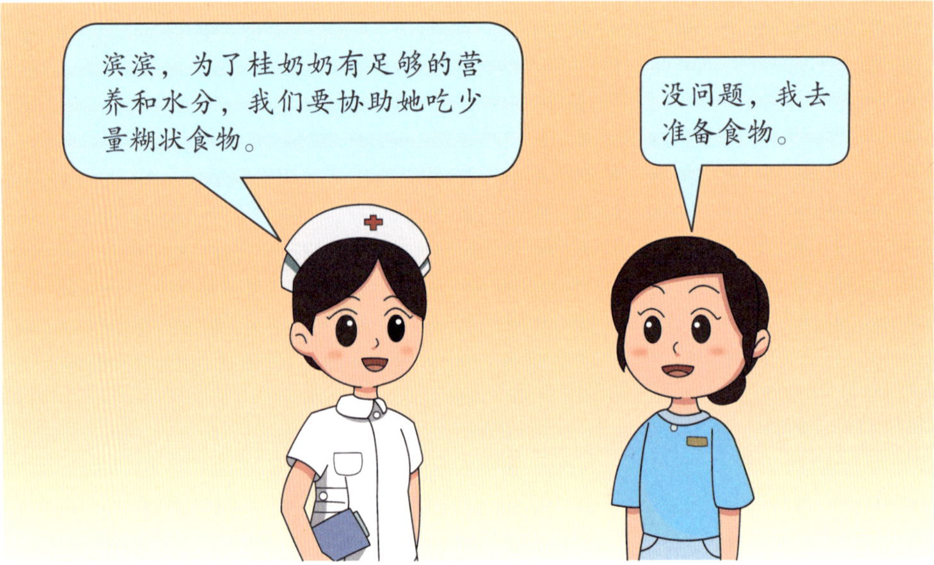
滨滨，为了桂奶奶有足够的营养和水分，我们要协助她吃少量糊状食物。
没问题，我去准备食物。

用物准备：碗、筷子、汤勺、吸管、肥皂、毛巾、食品温度计、洗手液、纸巾等。

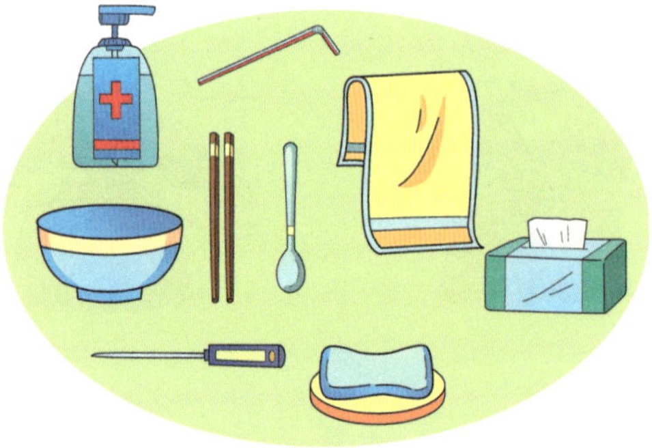

操作步骤

1. 环境准备。环境应安静、舒适、干净、整洁、无异味。在床上摆放小型餐桌。

2. 进食前准备。洗手，协助患者将头颈部前屈，尽可能取半坐位或坐位，在患者胸前垫纸巾。指导患者在餐前进行口腔训练。

（1）唇部训练。上下嘴唇弹动，弹出“波”音，并逐渐加快弹动节奏。

（2）舌运动训练。嘱患者张口，将舌尽力向外伸出后舔下嘴唇及左右口角，同时协助患者按摩腮部，指导并鼓励患者做鼓腮及咀嚼动作。

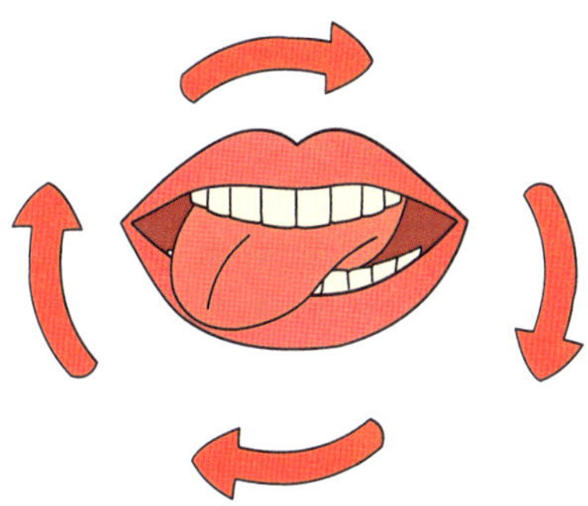

（3）吞咽动作训练。嘱患者取端坐位，用力低头对抗向上阻力并用力吞咽。此动作结束后协助患者模拟吞咽，即做吸气—憋气—吞咽—呼气—咳嗽训练。

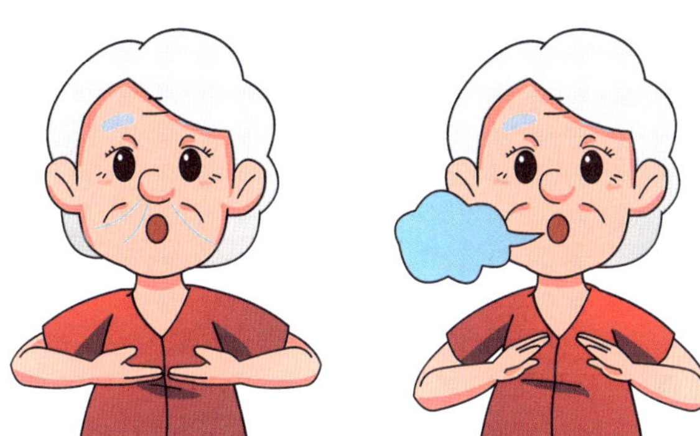

（4）软腭训练。指导患者发出“g、k、h”三个音来增强软腭灵活度。

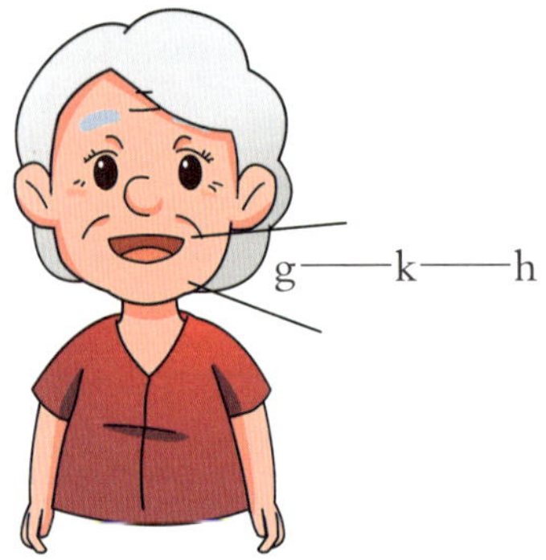

（5）味觉刺激训练。用棉签蘸取不同味道的果汁、菜汁，利用不同味觉来做刺激训练。通过刺激舌面味觉，增强患者的味觉敏感性，从而增加食欲。

3. 进食的过程。进食前，用适量温水湿润患者的口腔。对于偏瘫患者，食物须从健侧口腔喂入，待充分咀嚼、吞咽后，再喂下一口。

4. 进食结束。观察患者口腔有无残留食物，协助患者漱口、洗手、清洗面部，保持原体位至少 30 分钟，防止食物反流和误吸。

小贴士

（1）对于吞咽困难的患者，在进食时应确保食物去骨、切细、煮软，必要时用搅拌机将食物搅拌成糊状。

（2）食物温度要适宜，过热的食物容易造成口腔黏膜的损伤，过冷的食物容易导致胃肠不适。

（3）对于吞咽困难的患者，不宜选择容易松散或碎屑状的食物，应根据患者的吞咽功能障碍情况，由医护人员确定其食物的性状。

（4）为吞咽困难的患者喂食时，应使用血氧夹来观察患者的血氧情况，如血氧下降幅度大于或等于 5% 时，应停止喂食，并报告医护人员。

（5）进食不宜过快，一口吃完再吃下一口。

三、鼻饲管喂食

案例：患者桂奶奶，女，70 岁，3 号床，半年前突发脑梗死，左侧肢体偏瘫伴吞咽功能障碍，长期留置胃管，目前日常生活大部分不能自理。作为一名医疗护理员，应如何为桂奶奶从鼻饲管喂食？

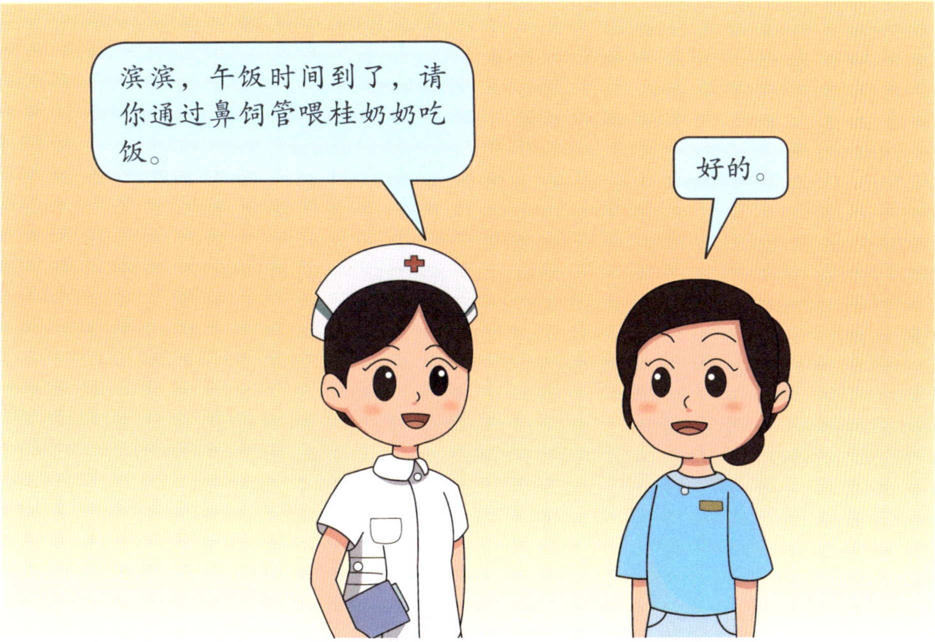
滨滨，午饭时间到了，请你通过鼻饲管喂桂奶奶吃饭。
好的。

用物准备：喂灌器、纱布、胶布、温水、纸巾等。

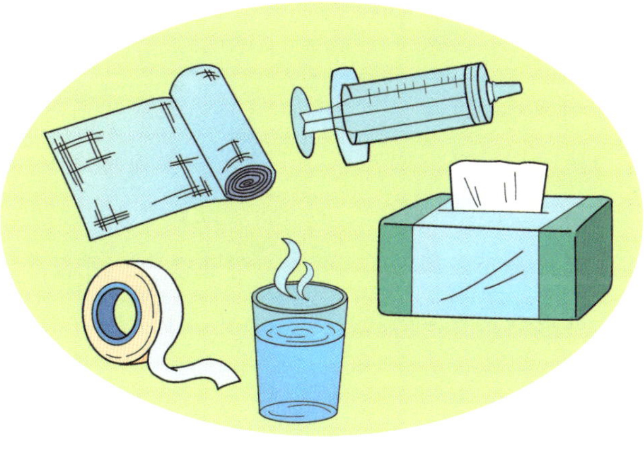

操作步骤

1. 进食前准备。环境应保持干净、整洁、无异味。医疗护理员衣帽整齐，洗净双手。根据本节食物准备的内容，为患者准备稀糊状食物 200～300 毫升。

2. 检查鼻饲管。查看鼻饲管的固定情况及置入深度、时间和标识，以及局部皮肤有无破溃。反折鼻饲管，打开鼻饲管末端盖帽，连接喂灌器抽吸。抽出少量胃内容物或胃液，或将鼻饲管末端置入水中，确保无气泡溢出以及鼻饲管在胃内。

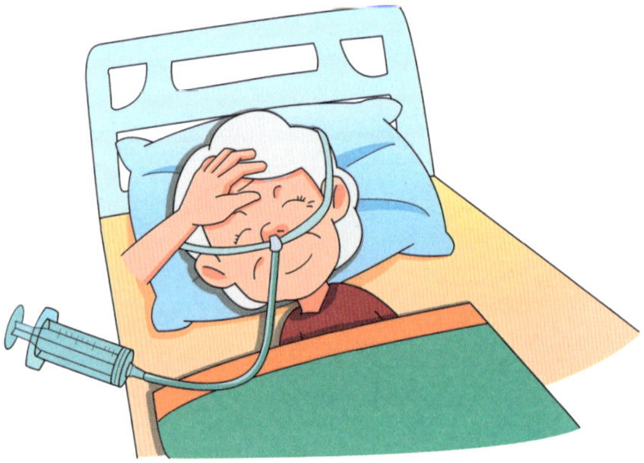

3. 体位摆放。将床头抬高 30° 以上，协助患者取坐位或半卧位，可在患者膝盖下方垫软枕，防止患者下滑，为患者盖好被子。

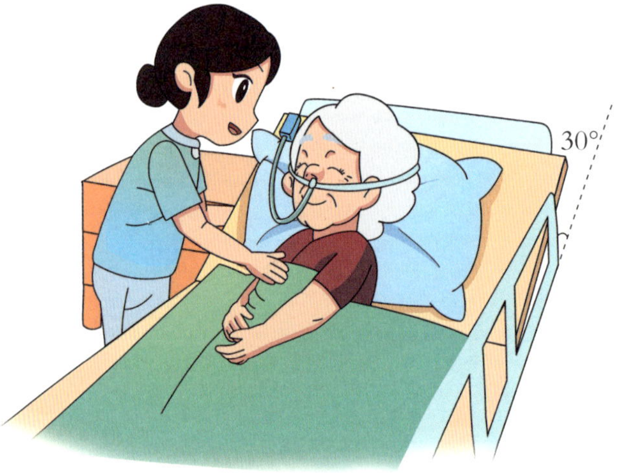

4. 喂食前冲洗鼻饲管。喂食前用少量温开水冲洗鼻饲管，然后及时将鼻饲管反折或用止流夹夹住鼻饲管。

5. 喂食。在患者颈部系一条毛巾。测试食物温度，以 38 ～ 40℃为宜，喂食推注速度每分钟不能大于 30 毫升，每餐鼻饲量为 250 ～ 400 毫升。

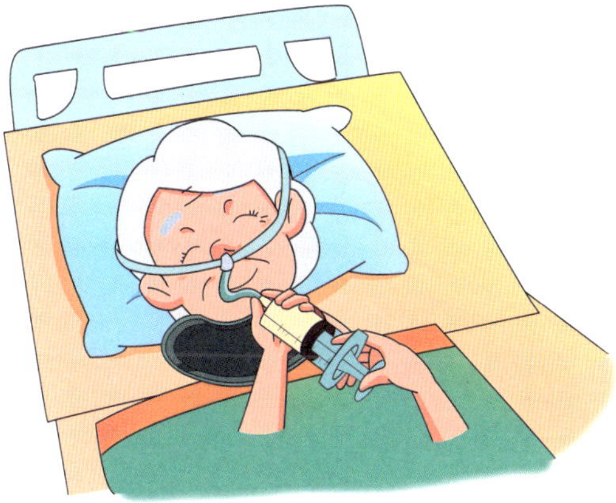

6. 喂食后冲洗。喂食结束后断开喂灌器的连接，用温水冲洗喂灌器。然后放下喂灌器，提起鼻饲管，让鼻饲管内的液体充分流入胃内。冲洗鼻饲管，并盖好鼻饲管的盖帽。

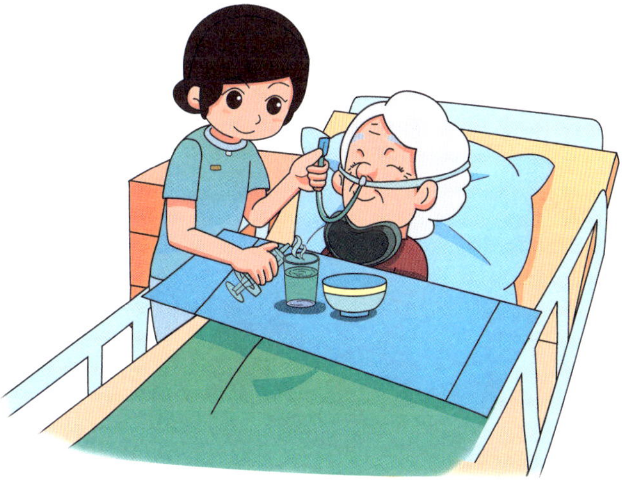

7. 安置鼻饲管。为患者妥善安置鼻饲管，并撤走餐具。

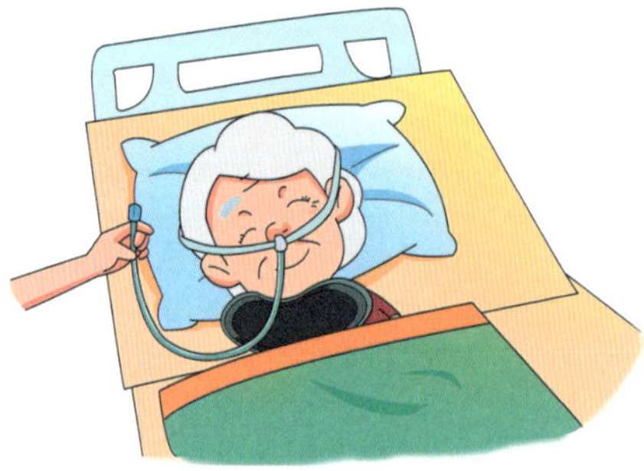

8. 整理用物。取出毛巾，整理床铺；将餐具清洁后放回原处备用；洗手，并记录鼻饲时间和进餐量。

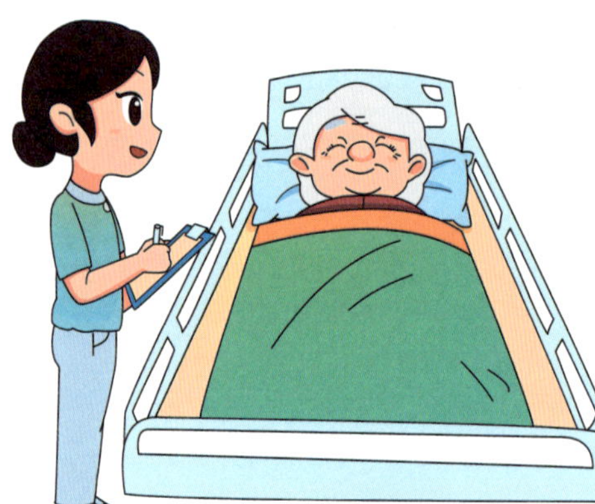

小贴士

（1）长期鼻饲的患者要做好口腔清洁，避免口腔和消化道感染。

（2）需要吸痰的患者，在鼻饲前后 30 分钟内禁止吸痰。

（3）对鼻饲患者的用药，应在医生的指导下将药物粉碎后再服用。

（4）在鼻饲过程中，观察患者有无恶心、呕吐，胃液中是否混有咖啡样物，如有异常，立即停止鼻饲，并报告医务人员及时处理。

（5）每次食量为 250～400 毫升，时间间隔至少 2 小时。

（6）每次喂食前必须确认鼻饲管在胃内，以免引起误吸。

（7）喂食后应保持原体位至少 30 分钟，不宜进行翻身、叩背、吸痰等。

四、经胃造瘘管喂食

案例：患者桂奶奶，女，70 岁，3 号床，进行性吞咽困难 4 个月，经食管造影检查发现食管上段有 3 厘米狭窄，黏膜损伤，行胃造瘘术后 10 天。目前，桂奶奶的日常生活均需护理人员照护。作为一名医疗护理员，应如何为桂奶奶经胃造瘘管喂食？

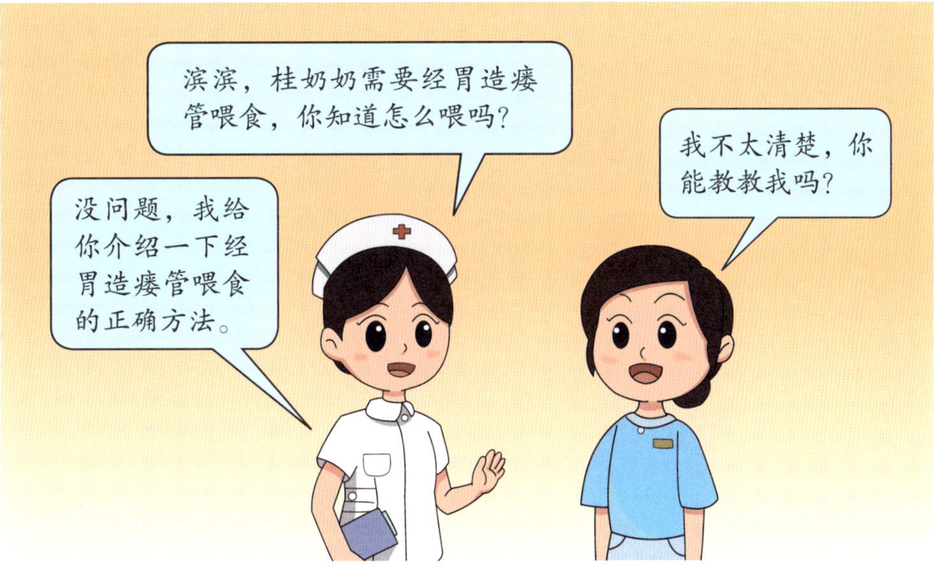
滨滨，桂奶奶需要经胃造瘘管喂食，你知道怎么喂吗？
我不太清楚，你能教教我吗？
没问题，我给你介绍一下经胃造瘘管喂食的正确方法。

用物准备：有刻度的碗和水杯、食品温度计、喂灌器、棉签、苏打水或碳酸饮料等。

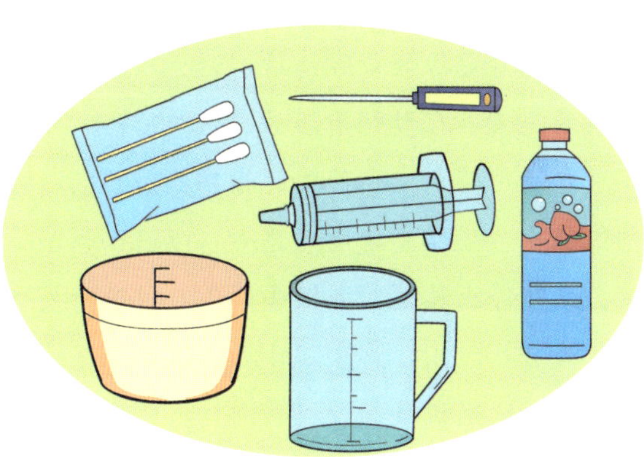

操作步骤

1. 进食前准备。环境应保持干净、整洁，空气清新，无异味。医疗护理员衣帽整齐，洗净双手。根据本节食物准备的内容，为患者准备稀糊状食物 250 ～ 400 毫升。

2. 检查胃造瘘管。查看胃造瘘管插入长度，成年人胃造瘘管插入长度为 4 ～ 6 厘米，确保胃造瘘管无脱落。然后打开胃造瘘管的盖帽，将其连接喂灌器，并抽出少量胃液，确定可以进餐。

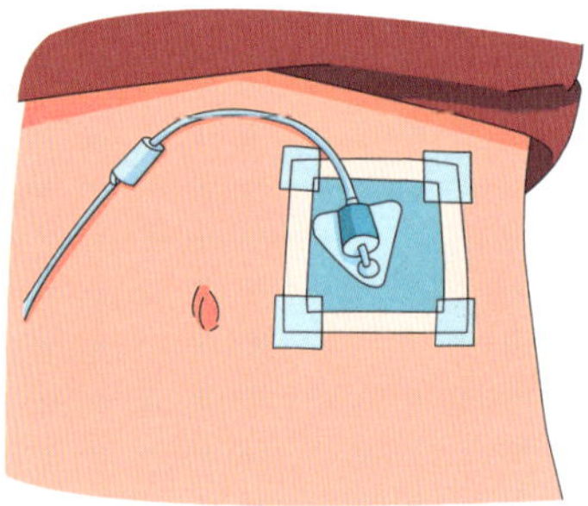

3. 体位摆放。将床头抬高 30°，协助患者取坐位或半坐卧位。

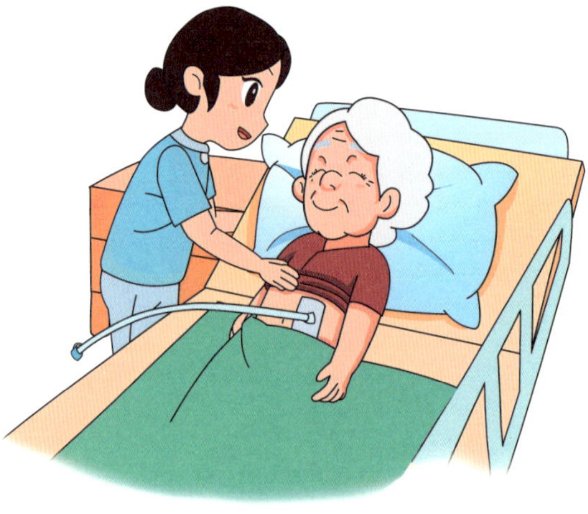

4. 喂食前冲洗胃造瘘管。喂食前用少量温开水冲洗胃造瘘管，然后及时将胃造瘘管止流夹夹住。如长时间未经胃造瘘管进食，须 8 ～ 12 小时冲洗一次，防止胃造瘘管堵塞。

5. 喂食。测试食物温度是否适宜，适宜温度为 38 ～ 40℃。用喂灌器抽取准备好的食物，并缓慢注入胃内。每餐注入量为 250 ～ 400 毫升，时间间隔不少于 2 小时。喂食完毕后，应将胃造瘘管末端反折，避免空气进入管内，从而引起患者腹胀。

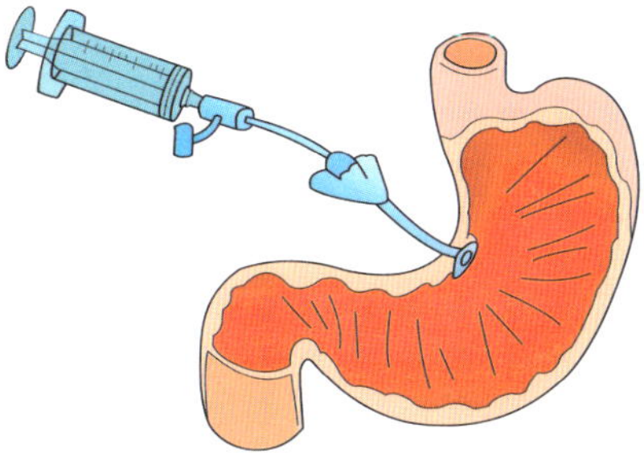

6. 喂食后冲洗胃造瘘管。喂食后再次注入少量温开水冲洗胃造瘘管，然后将胃造瘘管口盖帽盖好，将胃造瘘管用无菌纱布包裹，并妥善安置。

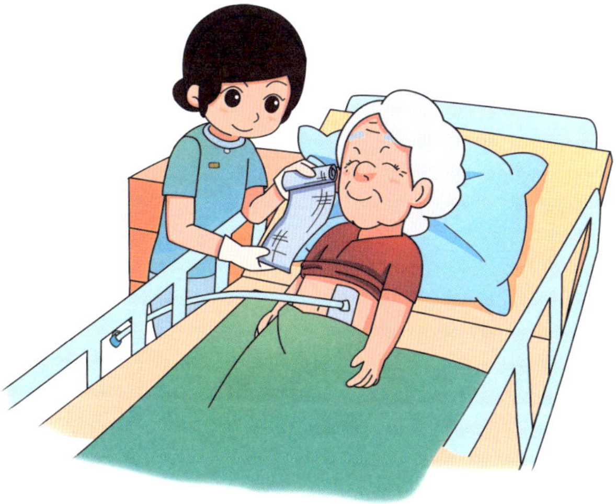

7. 整理用物。整理床铺；将餐具清洁后放回原处备用；洗手，记录进餐时间和进餐量。

小贴士

（1）胃潴留，也称胃排空延迟，是胃内容物进入十二指肠发生延迟的状态。每次喂食前需抽吸胃内容物，若抽出的液体量大于150毫升则考虑胃潴留，需暂停喂食并汇报医护人员；若无胃潴留，建议两次喂食时间间隔不少于2小时，每天4次，每次250～400毫升。

（2）每天注入营养剂时，瘘口的周围可能会有污染物，喂食后要仔细擦拭瘘口周围的皮肤。

（3）通常将胃造瘘管固定在患者腹壁上，避免牵扯导致患者不适或疼痛。裤头松紧适宜，不宜系皮带。

（4）胃造瘘管为硅胶材质，夹闭卡扣要尽量靠近喂食口端，反复夹闭可导致胃造瘘管老化、开裂。若胃造瘘管出现老化或开裂等现象，应重新装置喂食接头才能继续喂食。

（5）瘘道形成前尽量选择擦浴，可用保鲜膜缠绕腹部、背部数圈，避免水渍浸湿胃造瘘口。术后胃造瘘口完全愈合，瘘道形成（一般10～14天）后可进行淋浴。

（6）喂食完成后30分钟内不应移动患者及变换体位。

思考题

1. 进食过快会发生什么风险？

2. 营养剂注入时患者出现恶心或呕吐应怎么办？

（滕金英、曾海涓、梁树柳、陆梅春）

第三节　排泄照护

学习目标

（1）了解老年人排便、排尿照护的意义。

（2）熟悉老年人排便、排尿照护的注意事项。

（3）掌握老年人排便、排尿照护中关于大便、尿液颜色和性状的观察要点，能够独立为患者进行排便、排尿的护理。

正常排泄是维持人体生命健康的必要条件。随着年龄的增长，老年人的机体调节功能逐渐减弱，自理能力下降，或者因疾病导致排泄功能出现异常，发生尿急、尿频，甚至尿便失禁等现象，有的老年人还会出现尿潴留、腹泻、便秘等。排泄异常给老年人的身心健康、生活质量造成极大的影响，医疗护理员应体谅老年人，并协助老年人正常如厕以及配合护士对排泄异常的老年人进行照料。

一、排便照护

案例一：患者桂奶奶，女，70 岁，3 号床，因脑梗死后肢体活动障碍，长期卧床，生活不能自理。今日晨起后桂奶奶想排便，作为一名医疗护理员，应如何协助她在床上排便?

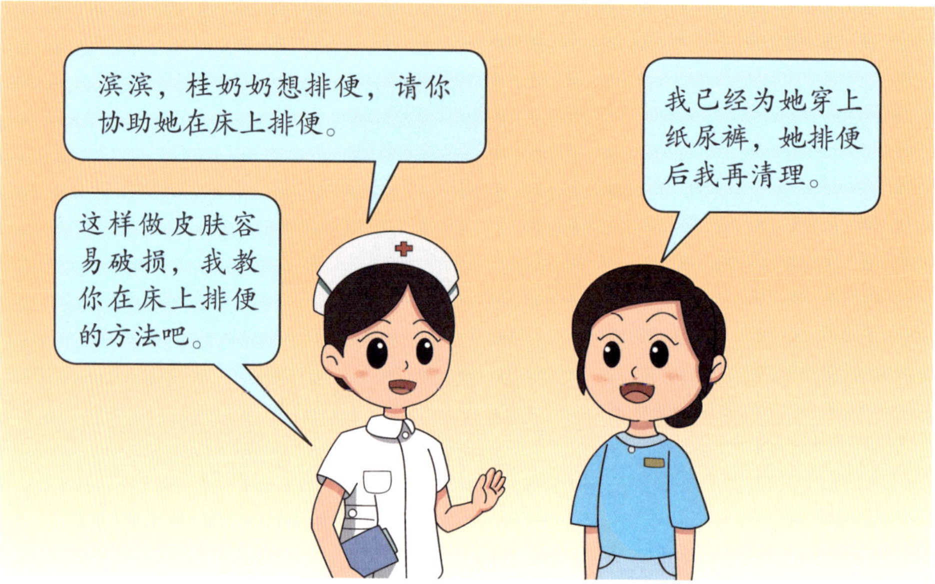
滨滨，桂奶奶想排便，请你协助她在床上排便。
我已经为她穿上纸尿裤，她排便后我再清理。
这样做皮肤容易破损，我教你在床上排便的方法吧。

用物准备：护理垫、便盆、湿巾、纸巾、浴巾、洗手液等。

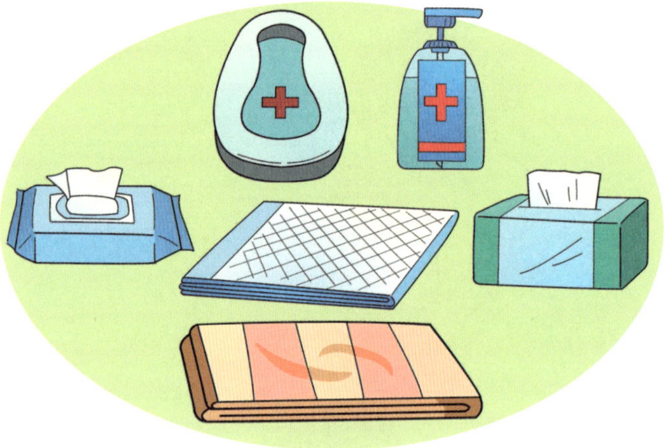

操作步骤

1. 环境准备。调节病房的温度在 24 ～ 26℃，拉起围帘，注意保护患者的隐私部位。

2. 患者准备。协助患者屈膝，并将其裤子脱至膝盖以下。

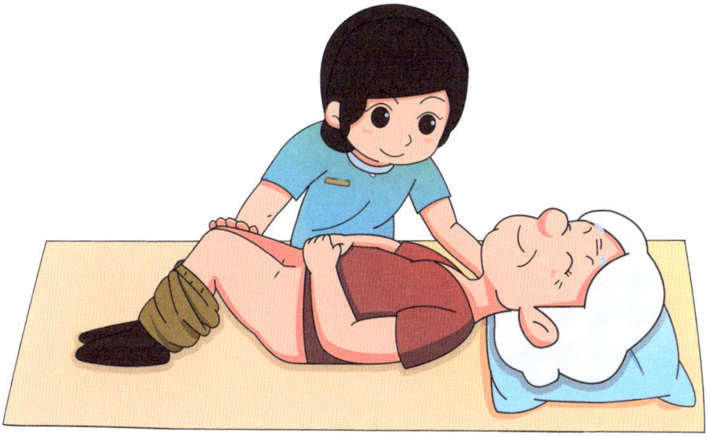

3. 排便准备。协助患者侧卧位，将护理垫置于患者臀下，再将便盆置于患者臀下，根据患者舒适情况调整便盆位置。

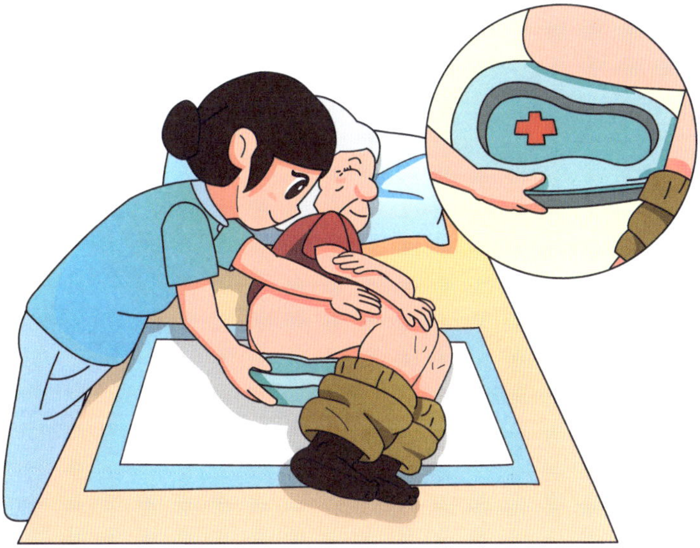

4. 清洁皮肤。患者排便结束后取出便盆，用湿巾从上至下清洁肛门及会阴部皮肤，并撤出护理垫。

5. 整理用物。协助患者平卧，为患者穿上裤子，整理好衣服，盖好被子。

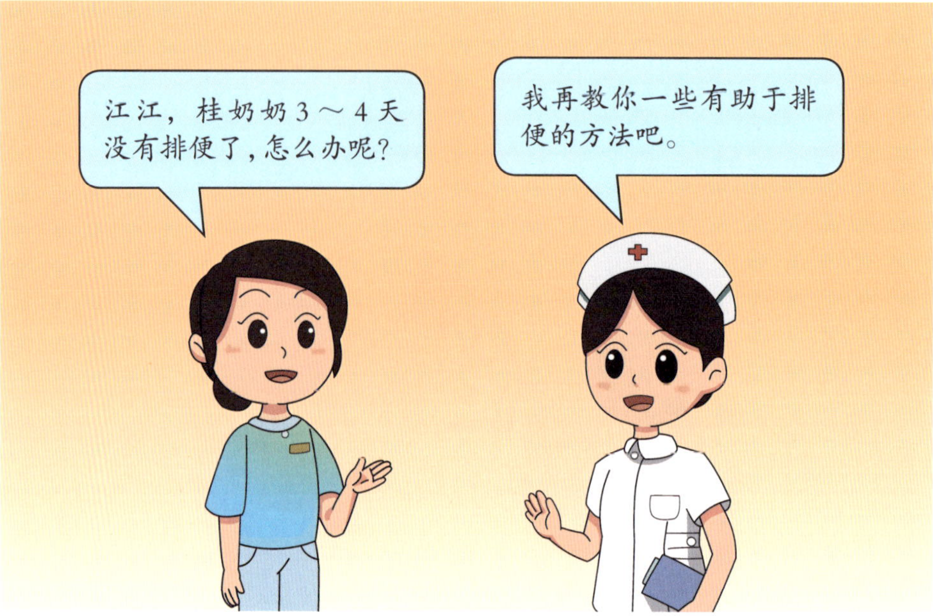
江江，桂奶奶3～4天没有排便了，怎么办呢？
我再教你一些有助于排便的方法吧。

（一）腹部按摩

用物准备：纸巾、洗手液等。

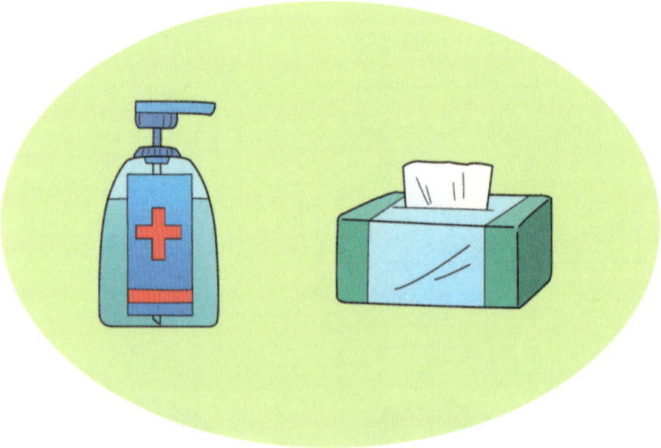

操作步骤

1. 环境准备。调节病房的温度，以24～26℃为宜。拉起围帘，保护患者的隐私。

2. 体位摆放。将患者的床头摇高45°，使患者呈半坐卧位。

3. 腹部按摩。站在患者右侧，将患者衣服往上拉，露出腹部。将润滑液涂抹在手上，并均匀涂抹在患者的腹部。同时，用单手或双手的食指、中指、无名指沿结肠解剖位置做环形按摩。在早餐或晚餐后半小时进行腹部按摩效果较好，每次按摩的力度以患者感觉舒适、腹部皮肤微微泛红即可，每天早晚各一次，每次 5 ～ 10 分钟。

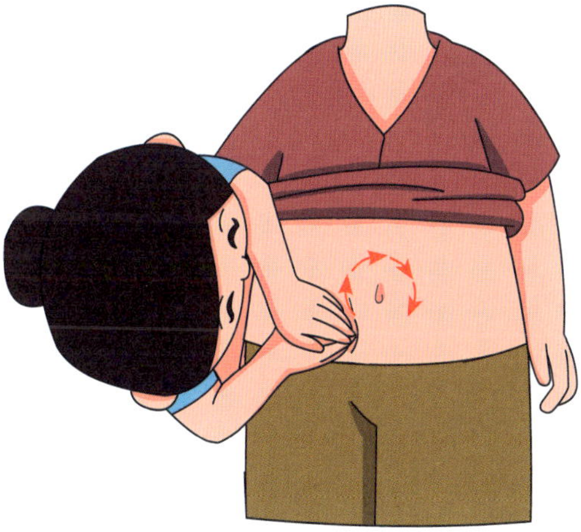

4. 清洁腹部。腹部按摩结束后，用纸巾擦拭腹部的润滑液。

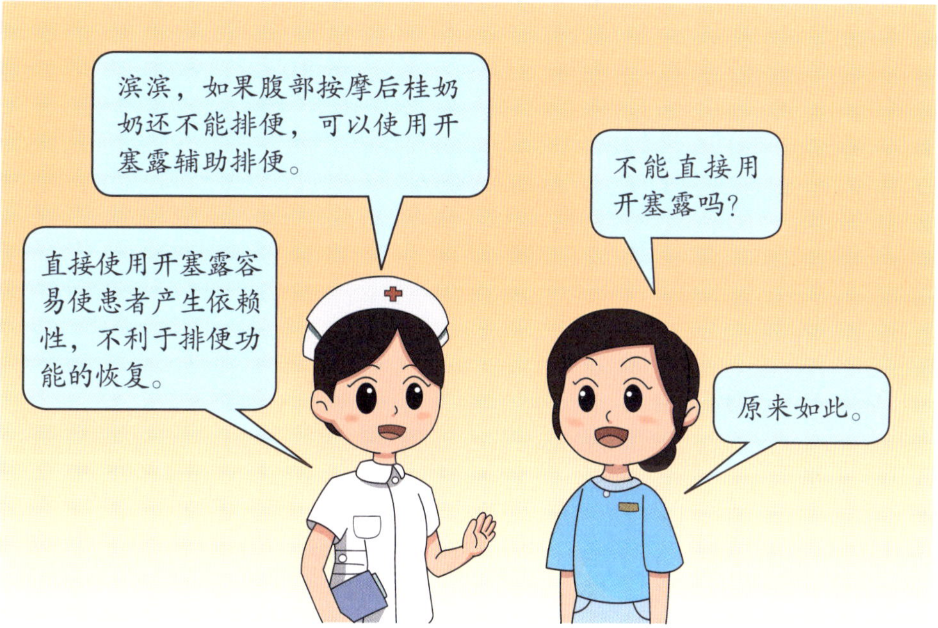
滨滨，如果腹部按摩后桂奶奶还不能排便，可以使用开塞露辅助排便。
不能直接用开塞露吗？
直接使用开塞露容易使患者产生依赖性，不利于排便功能的恢复。
原来如此。

（二）开塞露的使用

用物准备：护理垫、一次性手套、开塞露、纸巾等。

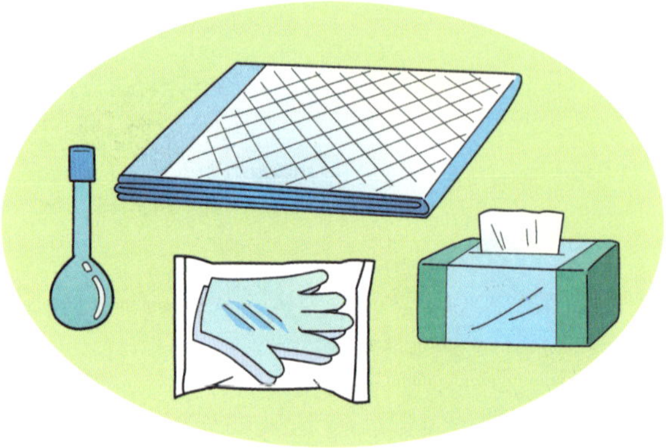

操作步骤

1. 环境准备。调节病房温度，以 24 ～ 26℃为宜，拉起围帘，保护患者的隐私。

2. 体位摆放。协助患者向左侧翻身，在患者颈后部垫软枕，将其裤子脱至大腿处，并在其臀下垫护理垫，使患者双腿屈曲，为其盖好被子，注意保暖。同时，嘱患者放松，并深呼吸。

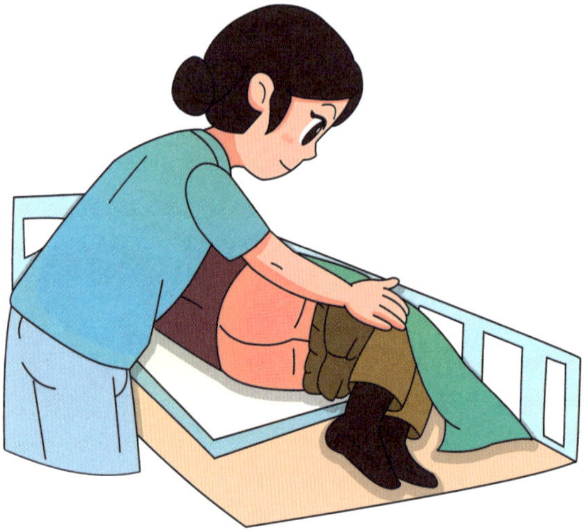

3. 放置开塞露。戴上一次性手套，将开塞露的前端盖拔除，挤出少许药液润滑开塞露的前端及患者的肛门，将开塞露前端细管部分缓慢插入患者的肛门内，挤压开塞露的球端并将适量药液挤入患者直肠内，然后将开塞露取出，再用纸巾按压肛门 5 分钟。

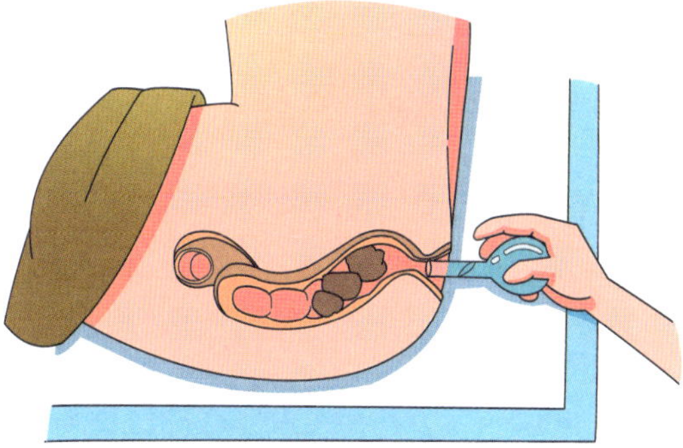

4. 用药后观察。嘱患者保持原体位 10 分钟，观察患者用药后的反应，如有便意可指导其深呼吸，收紧肛门，数分钟后协助患者排便（详见本节排便照护）。

案例二：患者桂奶奶，女，70 岁，3 号床，因肺部感染连续数天使用抗生素，目前每天大便 4～5 次，大便稀烂，肛门周围皮肤潮红。作为一名医疗护理员，应如何为桂奶奶进行排便后的皮肤护理？

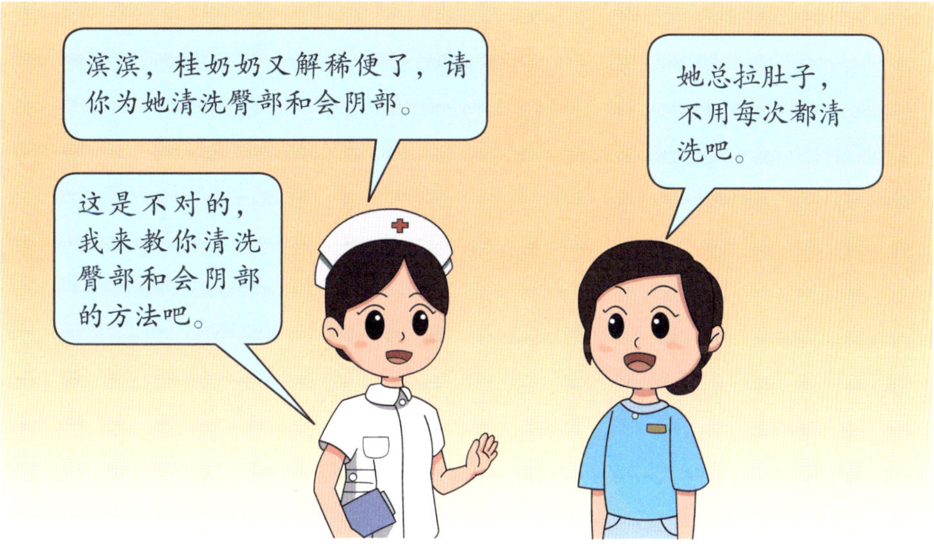
滨滨，桂奶奶又解稀便了，请你为她清洗臀部和会阴部。
她总拉肚子，不用每次都清洗吧。
这是不对的，我来教你清洗臀部和会阴部的方法吧。

用物准备：护理垫、湿巾、尿不湿、水盆、洗手液等。

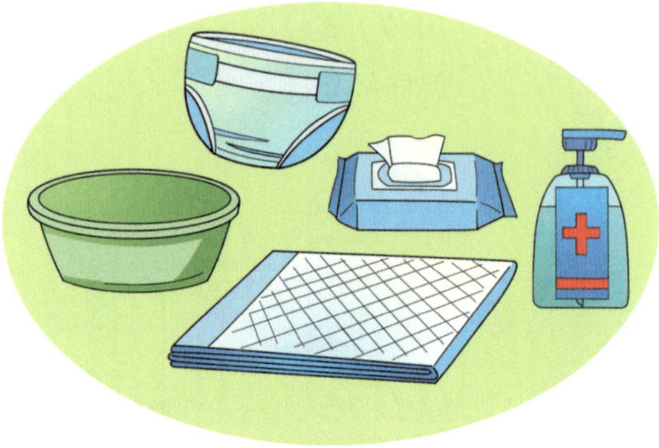

操作步骤

1. 环境准备。调节病房温度，以 24 ～ 26℃为宜。拉起围帘，保护患者的隐私。

2. 体位摆放。协助患者转向对侧侧卧，并注意保暖。

3. 清洁肛门、会阴部。用湿巾轻轻擦洗患者肛门周围以及会阴部皮肤，并擦干皮肤。

4. 更换清洁衣物。为患者更换护理垫及清洁衣物。

5. 使用皮肤保护剂。在肛门周围涂上皮肤保护剂，或用卫生棉条塞肛等。

6. 整理用物。协助患者平卧，整理用物，并开窗通风。

小贴士

（1）养成良好的排便习惯不仅可以保持良好的胃口，使患者感觉舒适，还可以预防失禁性皮炎或肠梗阻的发生。

（2）患者排便后应及时清洁肛门、会阴部，否则容易造成失禁性皮炎，严重者会造成肛门周围及会阴部皮肤破损。

（3）在同病房内无其他患者治疗或进餐时进行排便，注意保护患者的隐私。

（4）患者排便后注意观察大便颜色、气味、量。有肛管时，避免牵拉肛管。同时，注意观察肛门周围皮肤有无红肿、破损等。

二、排尿照护

案例一：患者桂奶奶，女，70 岁，3 号床，因跌倒致脑震荡后入院，需要卧床休息，暂时不宜下床活动。现桂奶奶想排尿，作为一名医疗护理员，应如何协助她进行床上排尿？

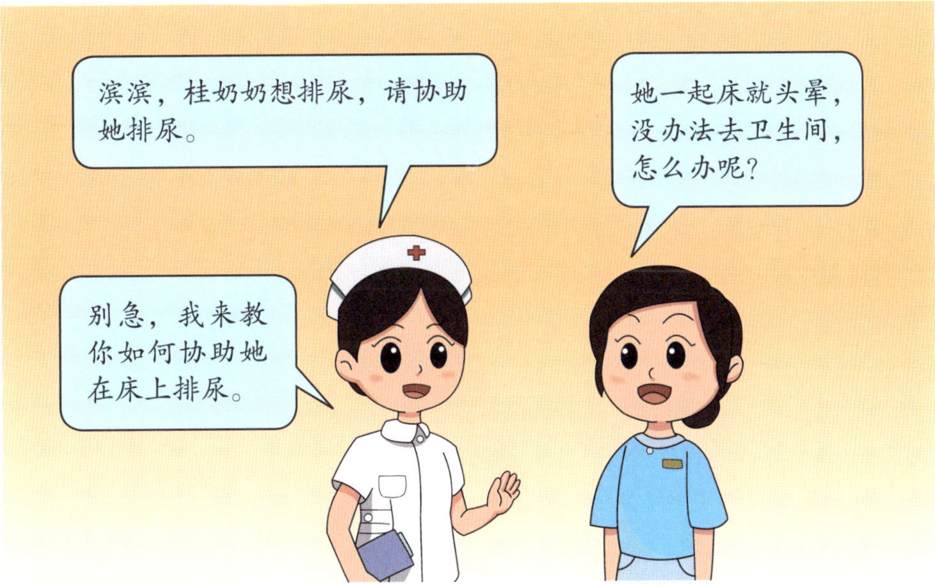
滨滨，桂奶奶想排尿，请协助她排尿。
她一起床就头晕，没办法去卫生间，怎么办呢？
别急，我来教你如何协助她在床上排尿。

用物准备：护理垫、便盆、三角枕、纸巾、洗手液等。

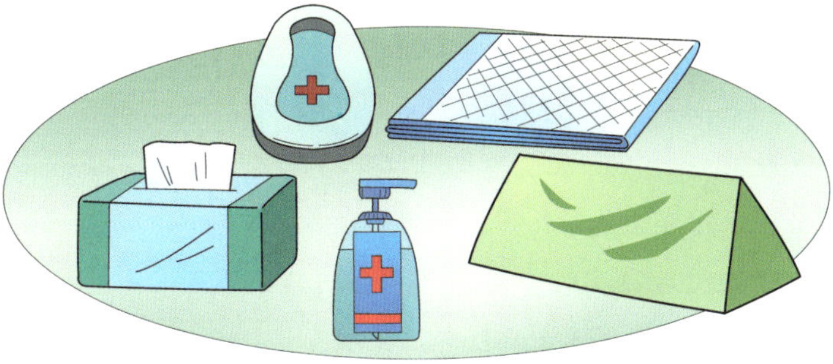

操作步骤

1. 环境准备。调节病房温度，以 24 ～ 26℃为宜，拉起围帘，保护患者的隐私。

2. 体位摆放。协助患者取侧卧位，将患者双手放于腹部，双脚屈膝。

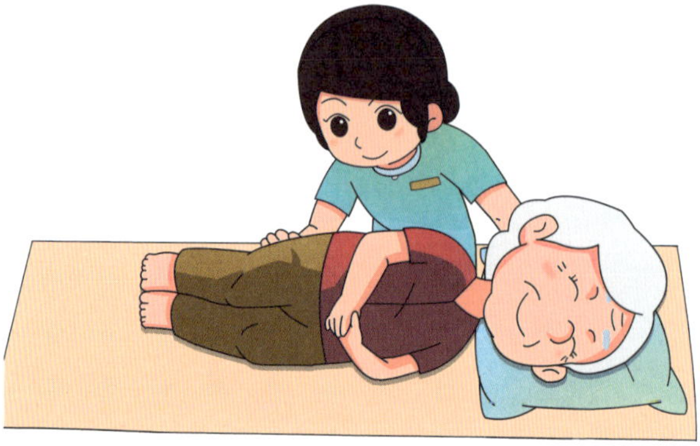

3. 排尿前准备。将患者裤子脱至膝盖处，在臀下垫护理垫，将便盆放于臀下，协助患者平卧。将三角枕放于患者膝下，在会阴部上方盖上护理垫。

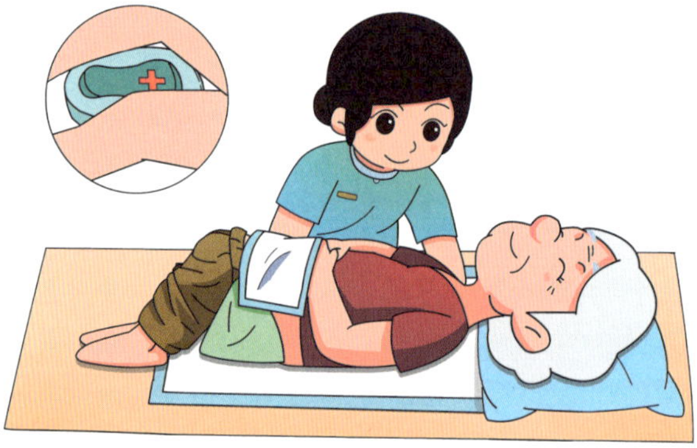

4. 排尿后清洁。依次取出上方护理垫及下方三角枕，一手按住便盆，另一手协助患者侧身，然后快速将便盆取出，再用纸巾擦拭会阴部。

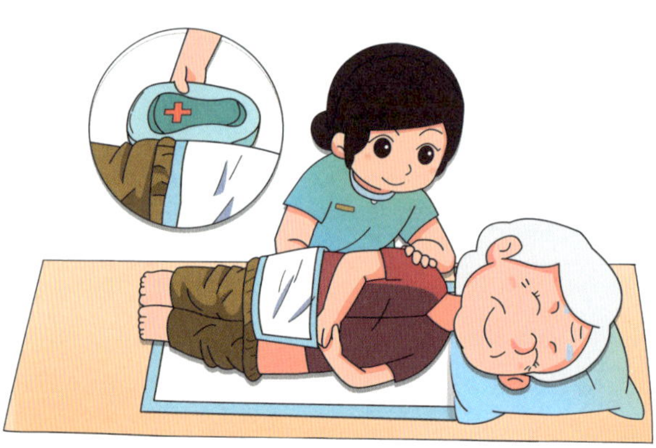

5. 整理用物。将患者臀下的护理垫取出，为患者穿好裤子，并盖上被子。

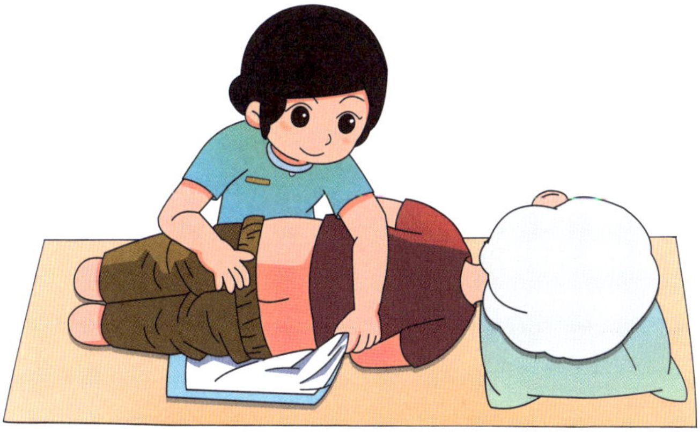

案例二：患者桂奶奶，女，70 岁，3 号床，因脊髓损伤后导致尿潴留，不能自行排尿，需留置尿管。现发现尿液已超过尿袋容量的 3/4。作为一名医疗护理员，应如何为桂奶奶排空尿袋中的尿液？

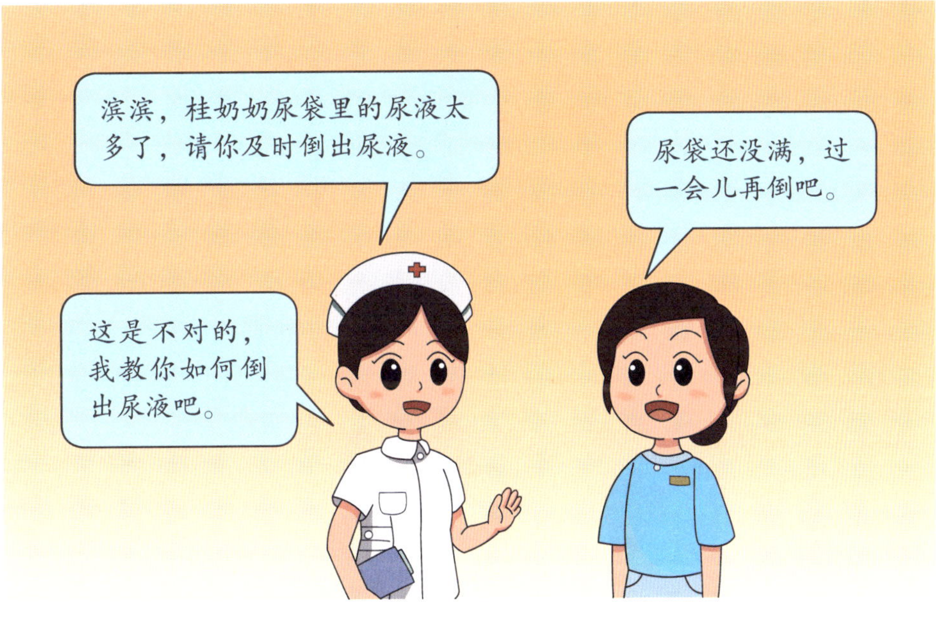
滨滨，桂奶奶尿袋里的尿液太多了，请你及时倒出尿液。
尿袋还没满，过一会儿再倒吧。
这是不对的，我教你如何倒出尿液吧。

操作步骤

1. 夹闭尿管开关。当尿液超过尿袋容量的 3/4 时，需夹闭尿管开关。

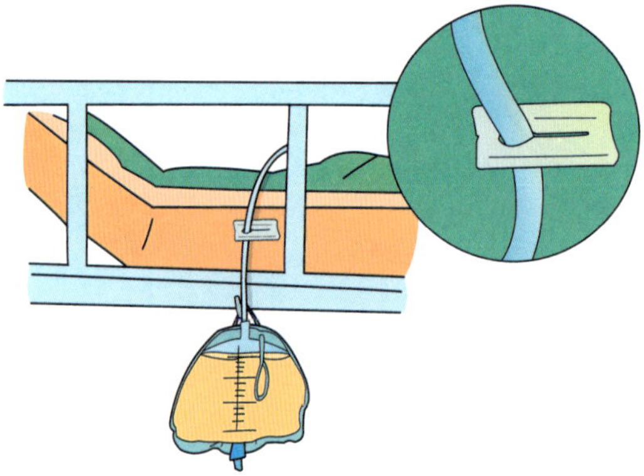

2. 放置尿壶或集尿器。将尿壶或集尿器放置于尿袋排尿口的下方。

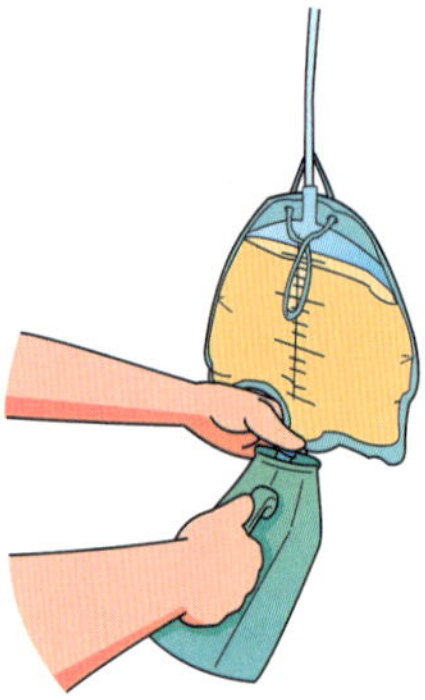

3. 排空尿袋。打开尿袋下端开关，将尿袋内的尿液排至尿壶或集尿器中。

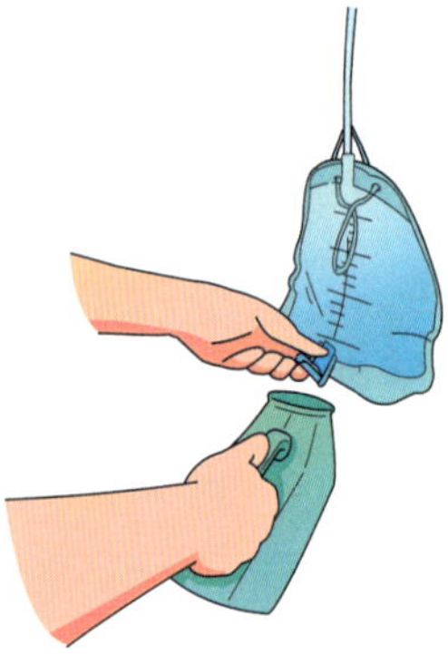

4. 整理用物。关闭尿袋下端的开关，并妥善放置尿袋。然后将尿液倒入马桶，清洗尿壶或集尿器。

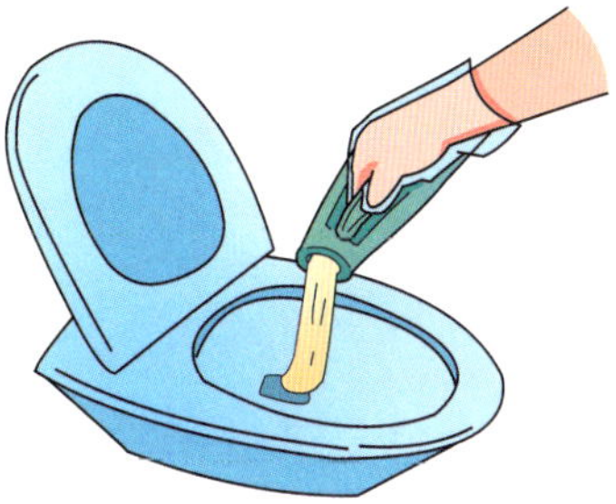

小贴士

（1）当尿液超过尿袋容量的 3/4 时，易引起尿液反流，导致患者发生尿路感染等并发症。当尿液达到 800 毫升时，应及时倒出尿液。

（2）及时更换尿湿的尿垫，不仅可以保持病床清洁，也可以使患者感觉舒适，还可以预防失禁性皮炎的发生。

（3）应在同病房内无患者治疗或进餐时进行更换尿垫，注意保护患者的隐私。

（4）患者排尿后，注意观察尿液的颜色、气味。若发现尿液为红色、有絮状物、混浊体，应及时通知医务人员。当患者携带尿管时，避免牵拉尿管。

（5）注意观察尿道周围的皮肤，如发现皮肤红肿、分泌物增多等，应及时通知医务人员。

思考题

1. 为老年人进行排泄失禁护理时，需要注意什么？

2. 在什么情况下需要进行会阴护理？

3. 留置尿管的患者应如何进行尿管护理？

（邓玲玲、黄英玲、伦礼宁）

第四节　移动与排痰照护

学习目标

（1）了解移动与排痰照护的目的。

（2）熟悉移动与排痰照护的注意事项。

（3）掌握协助患者穿脱衣物、翻身、行走及排痰照护的操作步骤。

随着年龄的增长，老年人各脏器功能、生理形态等逐渐发生退行性变化，他们常常面临移动困难与排痰不畅的问题。医疗护理员需根据老年人的身体条件，制订个性化的协助移动与排痰照护计划，确保他们安全的移动和有效的排痰。关注老年人的移动能力与排痰需求，提供全面的照护服务，不仅能提升他们的生活质量，还能减轻因身体机能下降带来的不适与心理压力。因此，做好老年人的移动与排痰照护工作至关重要。

一、穿脱衣物

案例一：患者桂奶奶，女，70 岁，3 号床，因脑梗死伴右侧肢体偏瘫入住康复科，左侧肢体肌力正常，右侧肢体不能动，也不能自行坐起，生活不能自理。作为一名医疗护理员，应如何协助桂奶奶穿脱衣物？

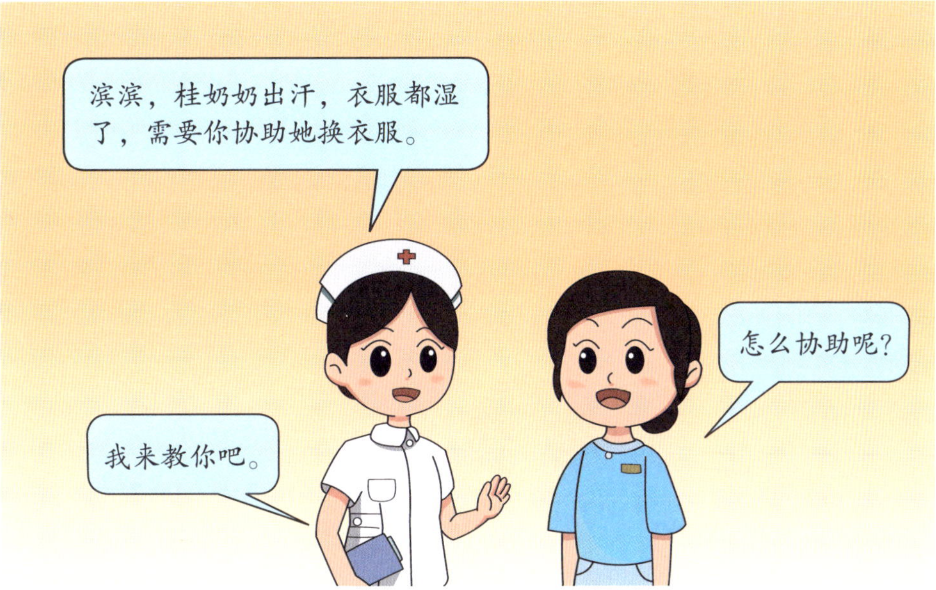
滨滨，桂奶奶出汗，衣服都湿了，需要你协助她换衣服。
怎么协助呢？
我来教你吧。

用物准备：衣服、裤子、衣服收纳桶等。

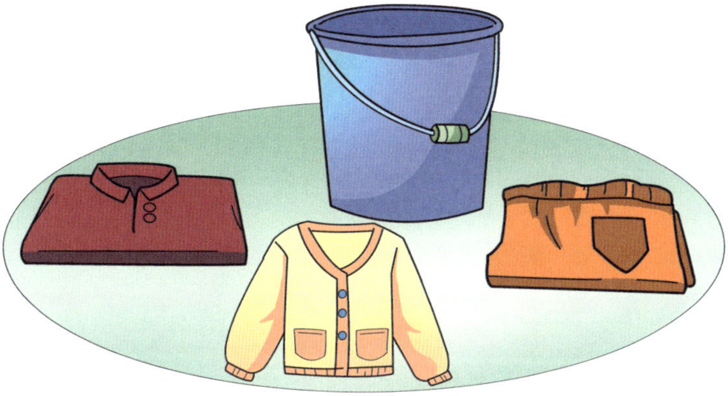

操作步骤

1. 环境准备。调节合适的室温，以 24 ～ 26℃为宜。拉好围帘，保护患者的隐私。

2. 体位摆放。协助患者取平卧位。

3. 脱衣服。协助患者脱去身上的衣服。

（1）解开衣服的扣子。患者用健侧手依次解开衣服上的扣子。

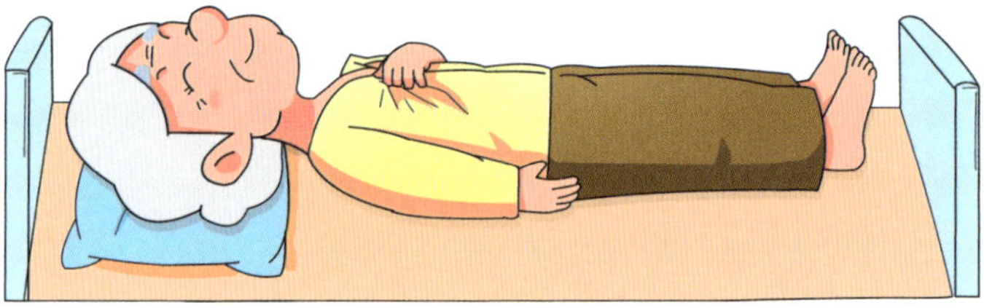

（2）松开患侧衣领。协助患者用健侧手将患侧衣领往下拉，并露出肩膀。

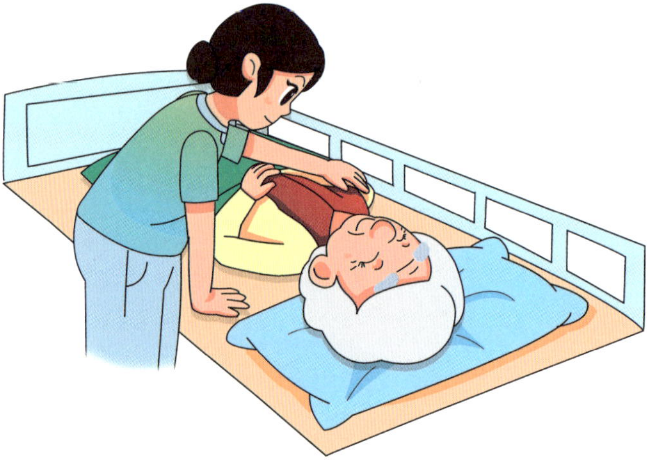

（3）脱健侧衣服的袖子。协助患者抽出健侧手，脱去健侧袖子。

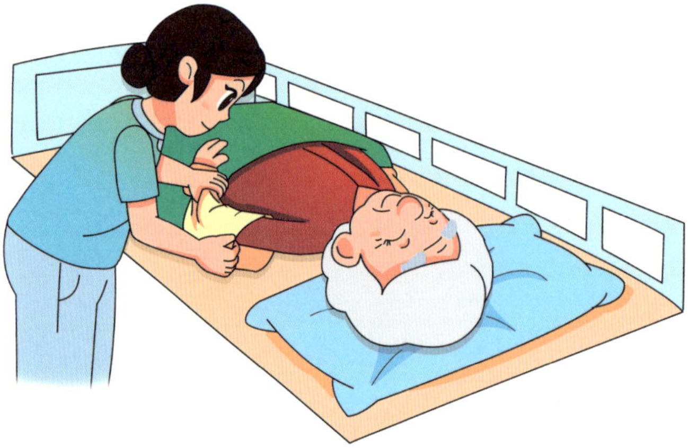

（4）脱上衣。患者健侧手抓住床栏对侧，稍向患侧侧身。医疗护理员将

健侧衣服尽量往患者身体下方塞。然后协助患者平躺，患者用健侧手拉出患侧袖子，顺势脱掉衣服。

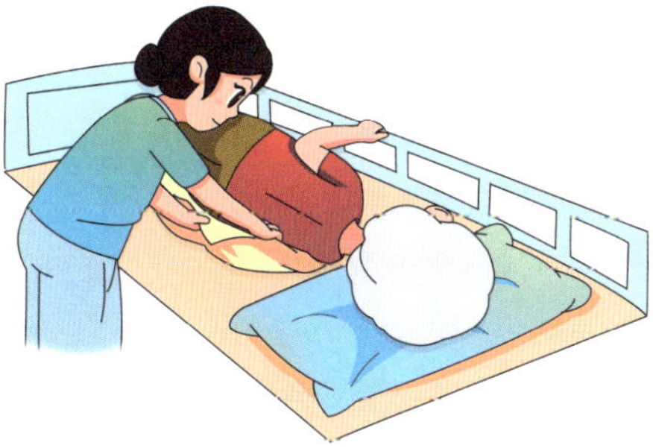

4. 穿衣服。

（1）穿患侧衣袖。将手伸进患者的患侧衣服袖口，缓慢拉住患侧手，为患者穿上患侧衣袖。

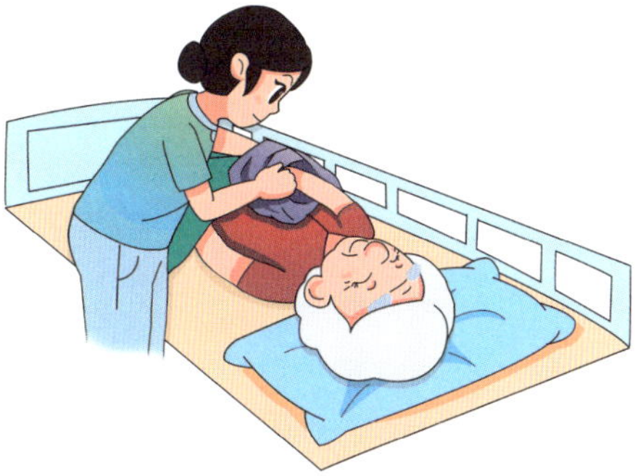

（2）穿健侧衣袖。协助患者向健侧翻身，将衣服平整地塞到患者身体下方，然后协助患者向患侧翻身，拉出身体下方的衣服，再协助患者平卧，为患者穿上健侧衣袖。

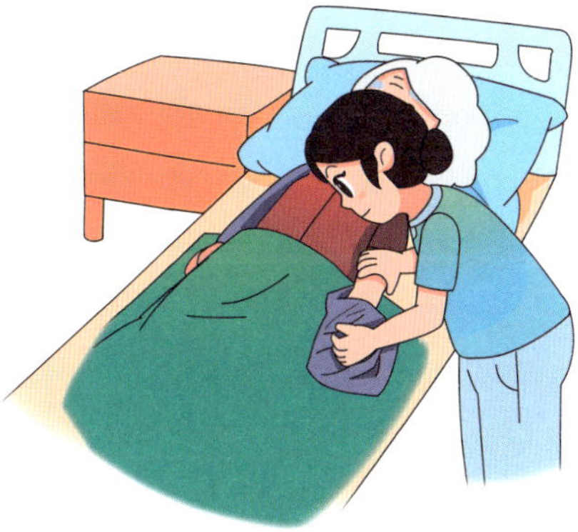

（3）系扣子。协助患者用健侧手依次系好扣子，并整理好衣服。

5. 脱裤子。协助患者取仰卧位，用健侧脚支撑床面并抬起臀部。将患者的裤子脱到膝盖以下，并脱去健侧的裤腿。协助患者抬起患侧腿，并顺势脱去患侧裤子。

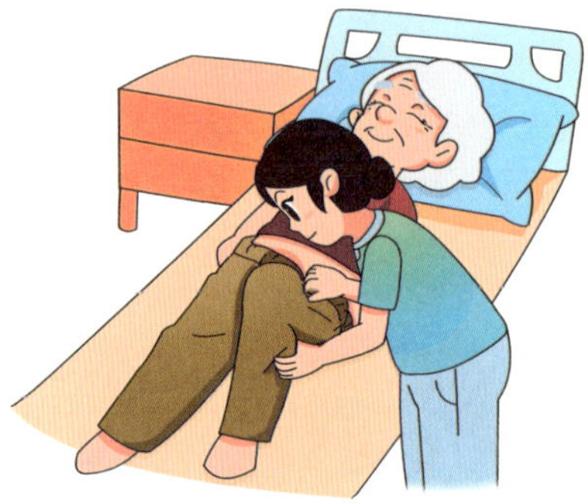

6. 穿裤子。

（1）穿患侧裤子。将手伸进患侧裤腿，并缓慢拉出患侧腿，为患者穿上患侧裤子。

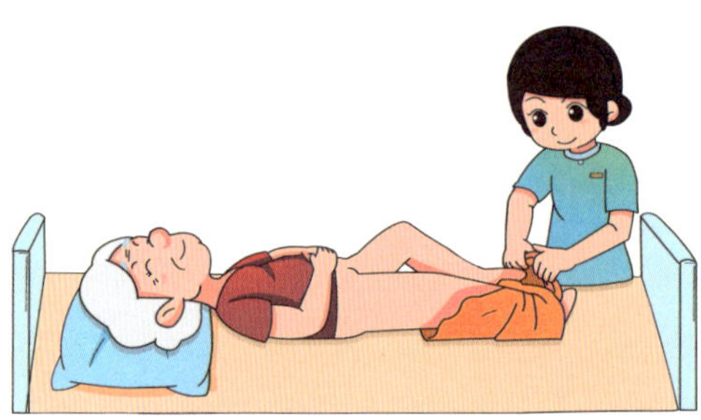

（2）穿健侧裤子。拿起健侧裤腿，让患者将健侧腿伸进裤子，为患者穿上健侧裤子。

（3）调整裤子。协助患者用健侧脚支撑床面，并抬起臀部，协助其把裤子往上拉至腰间，并将裤子整理好。

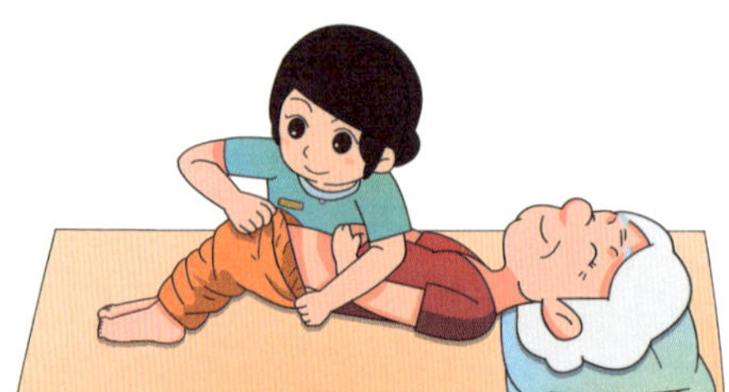

案例二：患者桂奶奶，女，70 岁，3 号床，因车祸致脊髓损伤一年，现肩膀以下身体均不能活动，需长期卧床。刚刚桂奶奶出了很多汗，衣服都湿了。作为一名医疗护理员，应如何协助她换衣服？

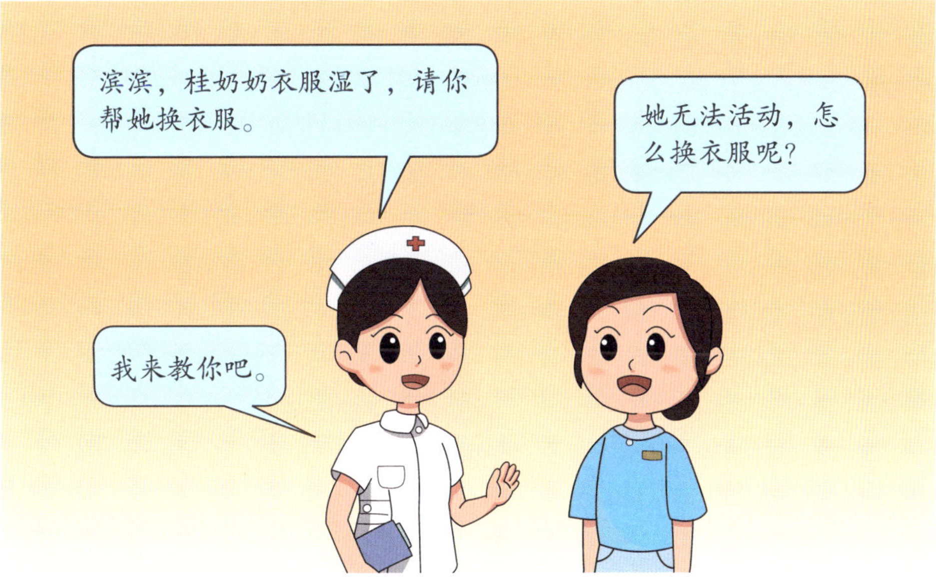
滨滨，桂奶奶衣服湿了，请你帮她换衣服。
她无法活动，怎么换衣服呢？
我来教你吧。

用物准备：开衫衣服、裤子、衣服收纳桶等。

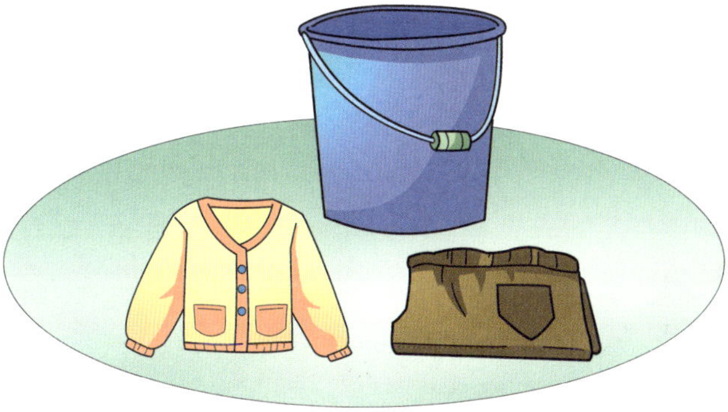

操作步骤

1. 环境准备。调节室温，以 24 ～ 26℃为宜。拉好围帘，保护患者的隐私。
2. 体位摆放。协助患者取平卧位。
3. 脱衣服。

（1）解开衣服的扣子。帮助患者解开衣服的扣子。

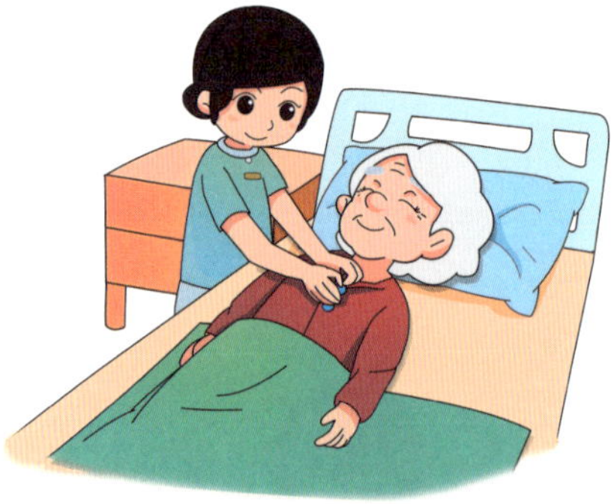

（2）脱对侧衣袖。一手从患者的对侧肩膀伸入衣袖内，并握住患者的手臂；另一手拉出对侧衣袖。

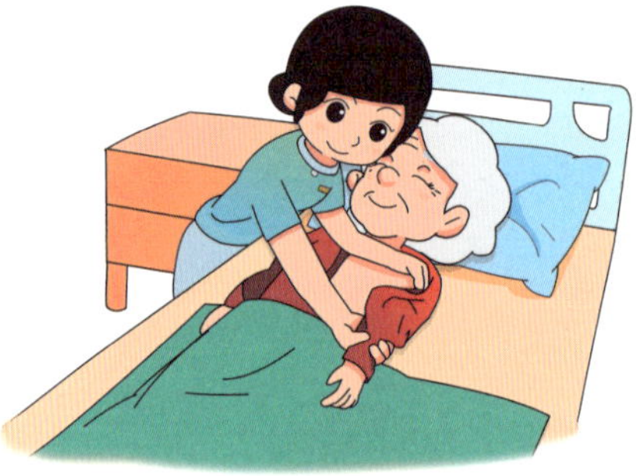

（3）脱对侧衣服。一手托住患者的肩膀，另一手托住患者的臀部，将患者往近侧侧身，为患者脱去对侧衣服。然后将对侧脱出的衣服尽量塞到患者身体下方。

（4）脱近侧衣服。协助患者平卧，托起患者近侧肩膀，缓慢地把衣服从其身体下方抽出，再脱出袖子。

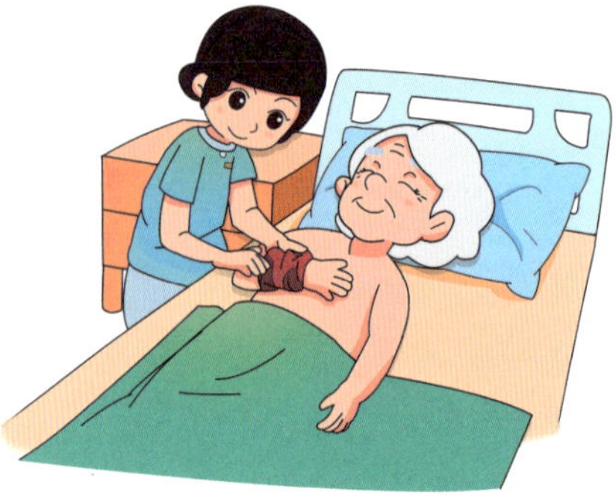

4. 穿衣服。

（1）穿对侧衣袖。将手伸进患者对侧袖口，并缓慢地将患者对侧手伸入对侧衣袖。

（2）穿近侧衣袖。协助患者向近侧翻身，将衣服平整地塞到患者身体下方，再协助患者往对侧翻身，拉出患者身体下方的衣服。然后协助患者取仰卧位，一手伸进近侧衣袖里，另一手握住患者手臂，并将其屈肘后伸入衣袖里。

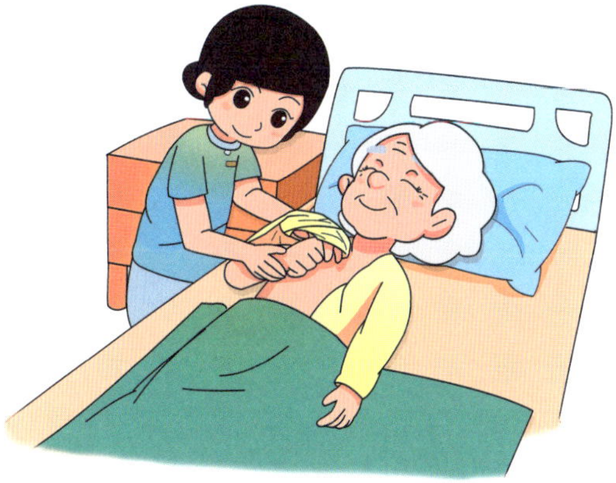

5. 整理衣服。为患者系上衣服的扣子，整理好衣服。

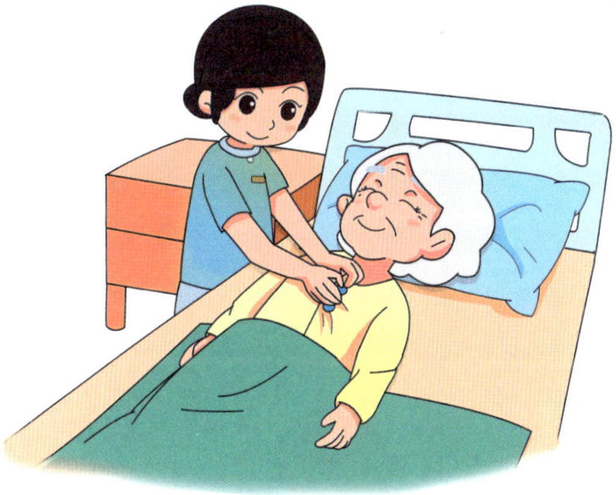

6. 脱裤子。解开患者的腰带，一手托起患者的臀部，另一手将裤子往下拉，为患者脱去裤子。

7. 穿裤子。将两只裤腿依次套在手腕上，然后依次握住患者双脚，将两只裤脚分别套入患者的双脚，再将裤腰往上拉至腿部。协助患者侧身，交替将两边裤腰提到腰部，为患者系好腰带，整理裤子。

小贴士

（1）为偏瘫患者脱衣服时，应先脱健侧再脱患侧；为偏瘫患者穿衣服时，应先穿患侧再穿健侧。

（2）为患者穿上衣服后，需将衣服整理平整，避免出现褶皱，从而引起压力性损伤。

（3）为患者穿脱衣物时不要用力拉拽，避免患者发生疼痛。

二、翻身

案例一：患者桂奶奶，女，70岁，3号床，脑梗死后右侧肢体偏瘫，左侧身体肌力正常，现在已经在床上以同一个姿势躺了2小时。为了避免皮肤破损，需要协助其翻身。作为一名医疗护理员，应如何协助桂奶奶翻身？

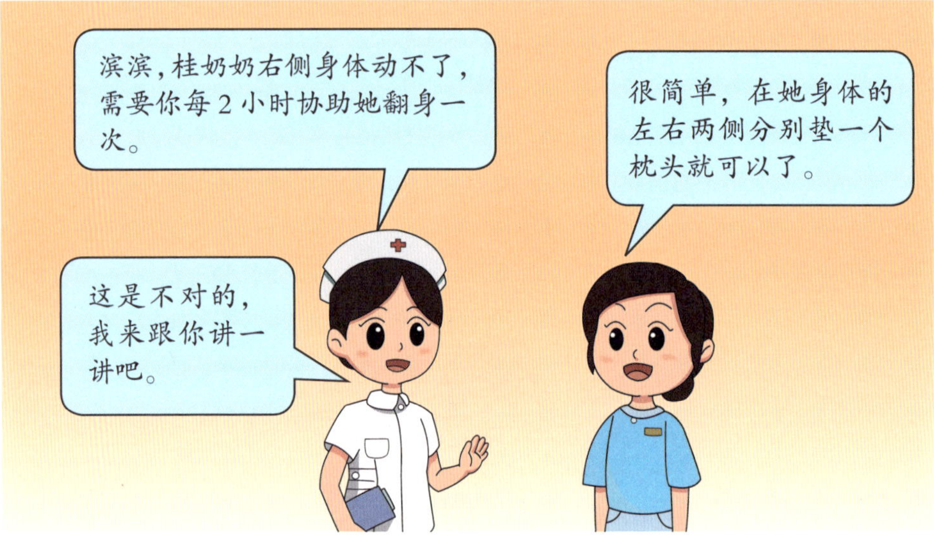
滨滨，桂奶奶右侧身体动不了，需要你每2小时协助她翻身一次。
很简单，在她身体的左右两侧分别垫一个枕头就可以了。
这是不对的，我来跟你讲一讲吧。

用物准备：三角枕、长枕等。

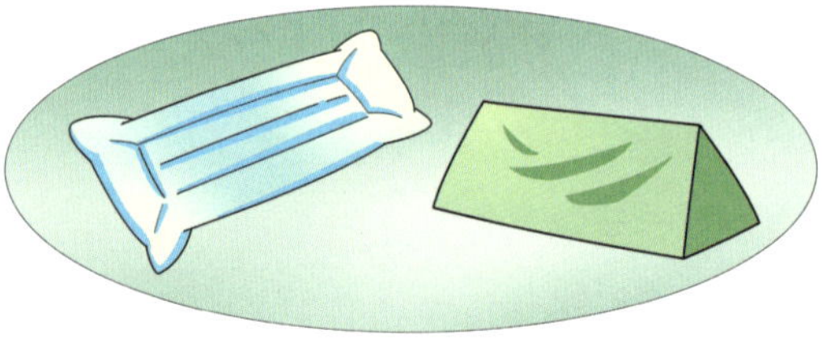

（一）向患侧翻身

操作步骤

1. 将身体向健侧床边移动。

（1）指导患者用健侧脚钩住患侧脚，并用力抬起患侧脚，然后将脚移至健侧床边。

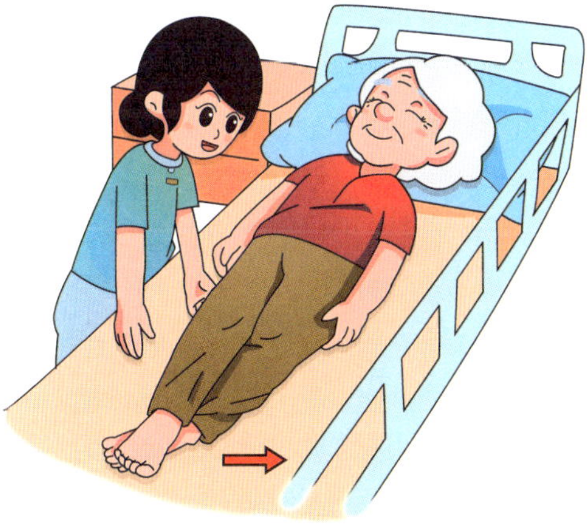

（2）指导患者用健侧手肘及健侧脚撑在床面上，双手托住患者臀部，并协助患者一起用力将臀部往健侧床边移动。

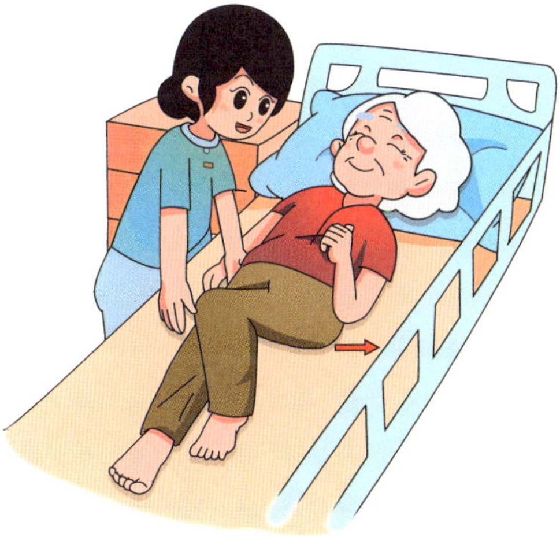

（3）指导患者用健侧手肘及健侧脚撑在床面上，双手托住患者肩膀及腰部，协助患者一起用力将上半身往健侧床边移动。

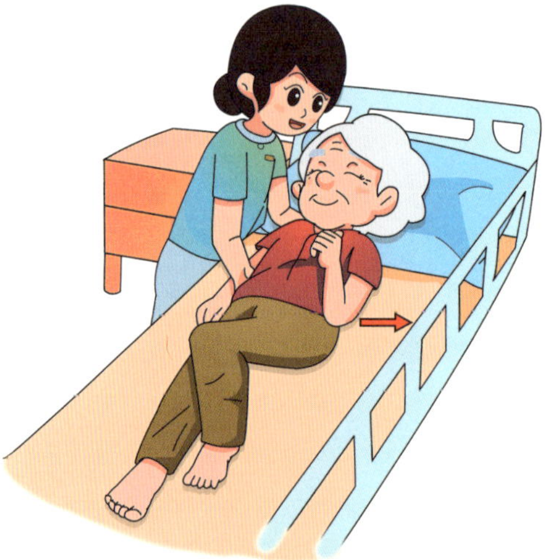

2. 向患侧翻身。指导患者双手交叉握拳，患侧大拇指在上，利用健侧上肢带动患侧上肢向上伸展，然后屈曲健侧下肢，将头偏向患侧，双上肢先摆向患侧，再摆向健侧，重复钟摆式摆动，顺势将身体翻向患侧。

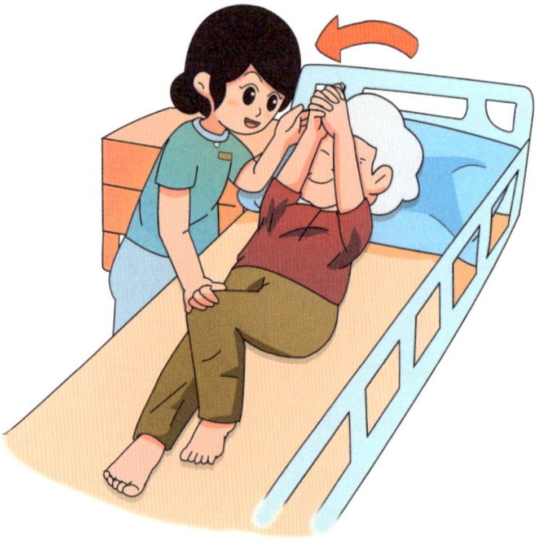

3. 调整体位。在患者后背垫好三角枕，使其身体稍向后仰。将患侧肩膀往外轻轻托出，避免患侧肩膀受压而挛缩，手臂向前平放，手掌心朝上；将患侧下肢膝关节、踝关节稍稍弯曲，足背伸，避免出现足下垂。健侧下肢向前呈迈步状，垫于软枕上。

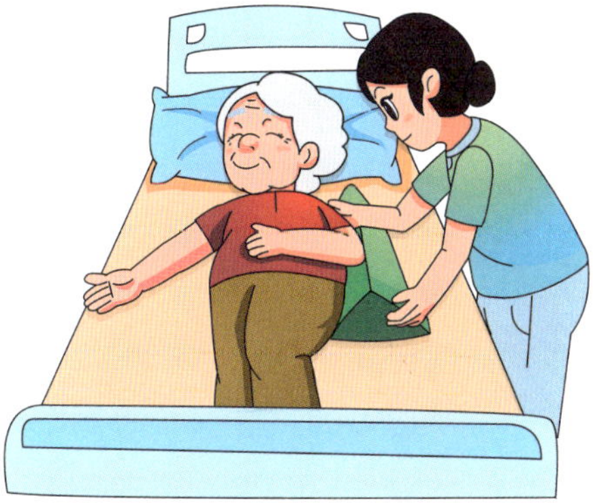

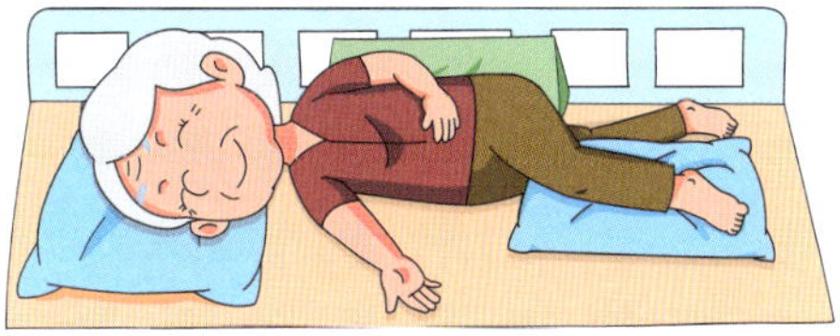

（二）向健侧翻身

操作步骤

1. 将身体向患侧床边移动。指导患者将双手置于胸前，用健侧脚钩住患侧脚，并用力抬起患侧脚，然后将脚移至患侧床边。指导患者用健侧手肘及健侧脚撑在床面上，双手环抱患者臀部，协助患者将下半身往患侧床边移动。指导患者用健侧手肘及健侧脚撑在床面上，双手环抱患者肩膀及腰部，将患者上半身移动至患侧床边。

2. 向健侧翻身。指导患者双手交叉握拳，患侧大拇指在上，利用健侧上肢带动患侧上肢向上伸展，然后屈曲患侧下肢，将头偏向健侧，双上肢先摆向健侧，再摆向患侧，重复钟摆式摆动，顺势将身体翻向健侧。

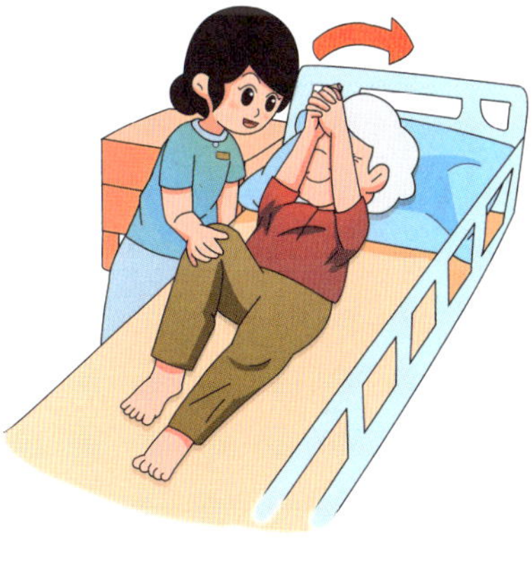

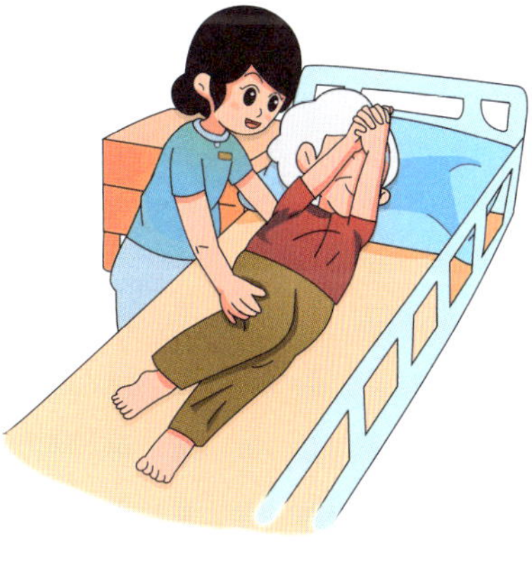

3. 调整体位。将患者身体稍向前倾，患侧上肢伸直并垫在枕头上，枕头的高度应与患者肩膀一样高，将手掌展开。患侧下肢垫在枕头上，并向前呈迈步状，足部应始终保持在枕头上，避免悬于枕头边缘。

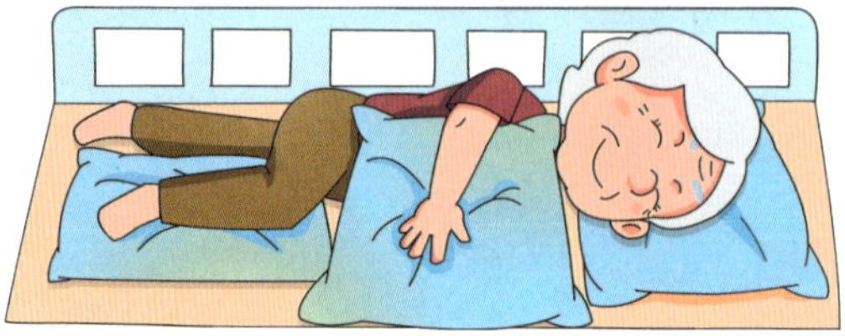

小贴士

（1）协助患者翻身时，动作应轻柔，避免拖、拉、拽等动作，至少每2小时翻身一次，避免皮肤长时间受压而破损。

（2）患者侧卧位时，其背部可垫枕头，保持舒适感。

（3）当患者双脚错开时，可在双脚中间垫枕头，避免相互受压迫。

（4）患者翻身侧卧，其足部应垫枕头，避免出现下垂现象。

（5）喂食后至少30分钟后才能为患者翻身。

案例二：患者桂奶奶，女，70岁，3号床，行高位脊髓损伤内固定术后，应如何协助其翻身？

1. 平移患者至床旁。一人位于患者头侧，两人位于患者同侧。第一人固定患者头部，第二人将双手分别置于患者肩部、腰部，第三人将双手分别置于患者腰部、臀部，使患者头、颈、肩、腰、髋保持在同一水平线上。三人同时用力将患者平移至床边。

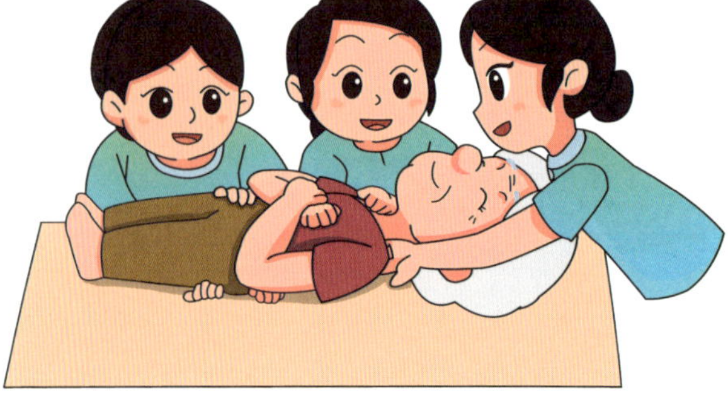

2. 翻身。三人位置保持不变，同时用力协助患者翻身。

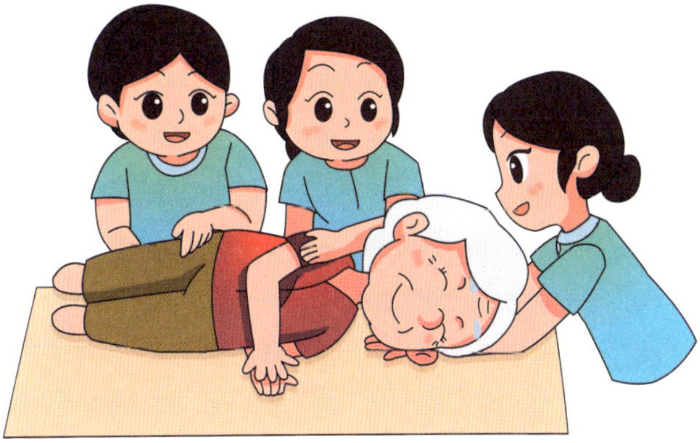

3. 调整体位。将一个枕头放于患者背部支持其身体，另一个枕头放于患者两膝之间，使枕头上的下肢呈迈步状。

小贴士

（1）为脊髓损伤的患者翻身时，应保持其脊椎平直，以维持脊柱的正确生理弯曲度。同时，避免躯干扭曲，加重脊柱骨折、脊髓损伤和关节脱位。翻身角度不可超过 60°，避免脊柱负重增大而引起关节骨折。

（2）当患者出现颈椎损伤时，勿扭曲或旋转患者的头部，以免因呼吸肌麻痹而死亡。

（3）为患者翻身时注意保暖，并防止其坠床。

三、协助行走

案例：患者桂奶奶，女，70 岁，3 号床，左侧肢体偏瘫，左腿及左手无力，肌力 3 级，站立不稳，右腿及右手肌力正常。今日桂奶奶精神状态较好，可以进行步行训练。作为一名医疗护理员，应如何协助桂奶奶进行行走训练?

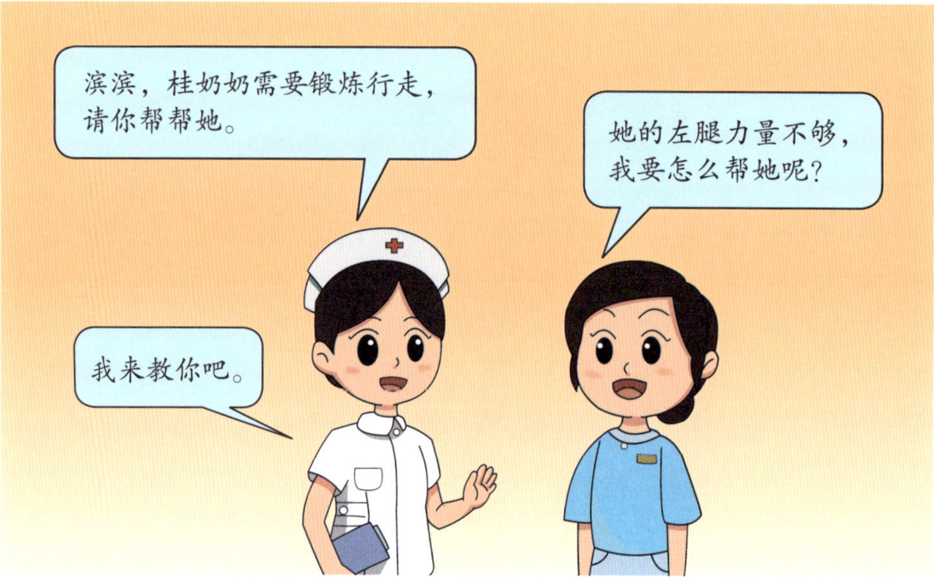
滨滨，桂奶奶需要锻炼行走，
请你帮帮她。
她的左腿力量不够，
我要怎么帮她呢？
我来教你吧。

操作步骤

1. 协助站立。站于患者正前方，双手扶住患者双手，协助患者站立，并确认患者可以站稳。

2. 迈步训练。一手扶稳患者患侧髋部，避免患者臀部向后、向上抬起；另一手帮助患者向后迈一小步，再向前迈一小步。

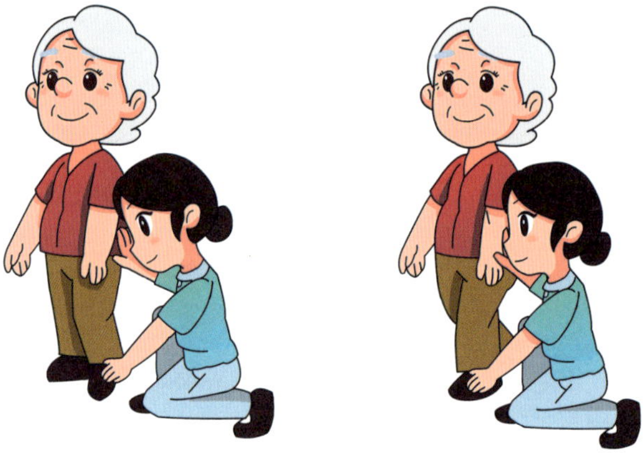

3. 协助行走。

（1）侧方协助行走。站于患者患侧后方半步，一手掌心向上扶住患者患侧手，另一手扶住患者腰部，指导患者先向前迈患肢，然后向前迈健肢，依次进行，完成行走动作。

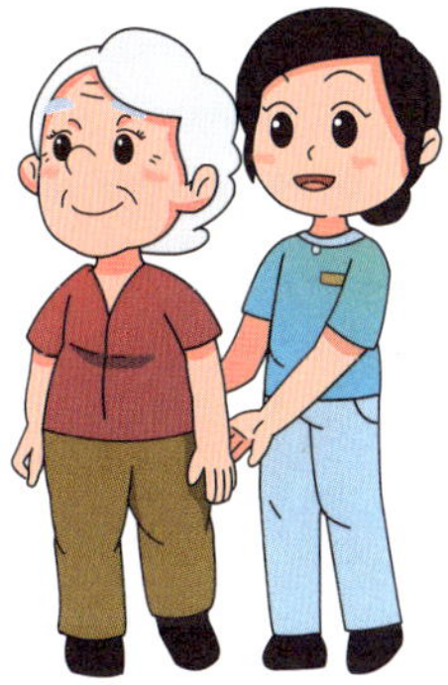

（2）正方协助行走。站于患者正前方，双手扶住患者双臂，嘱患者先迈患肢，再迈健肢，并与患者步伐保持一致，协助患者缓慢向前移动。

（3）后方协助行走。站于患者身后，双手扶住患者的髋部，并让其站直。当患者抬起患侧下肢时，协助患者将患侧髋部向前移动，并向前迈患侧下肢。然后扶住患者患侧，协助患者向前迈健侧，同时将身体重心缓慢向前移动。

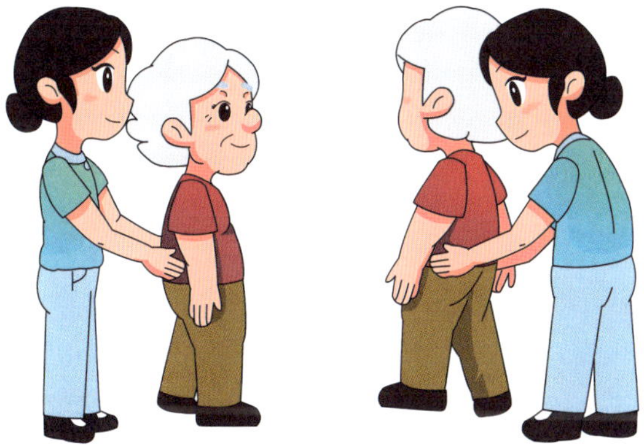

小贴士

（1）患者在行走时应穿着舒适，鞋子应有防滑作用。同时，保持地面无障碍物。

（2）协助患者行走时，应询问患者感受，如有头晕、气喘、心慌、脸色苍白、出虚汗等现象，应立即停止。

四、排痰照护

案例：患者桂奶奶，女，70岁，3号床，因社区获得性肺炎入住呼吸内科，现在痰黏稠，不易咳出。作为一名医疗护理员，应如何协助桂奶奶排痰？

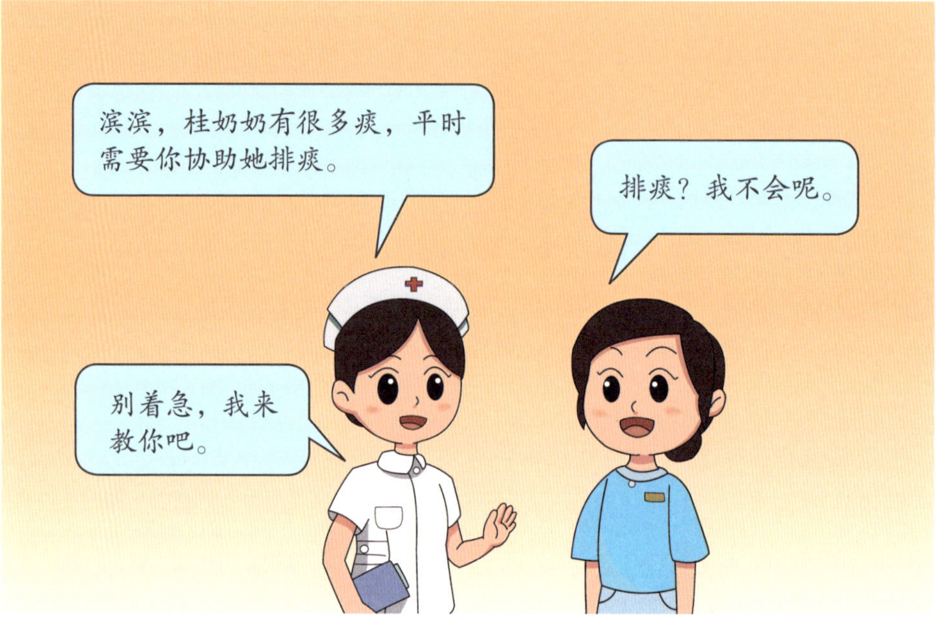
滨滨，桂奶奶有很多痰，平时需要你协助她排痰。
排痰？我不会呢。
别着急，我来教你吧。

操作步骤

1. 体位摆放。协助患者取侧卧位或坐位。

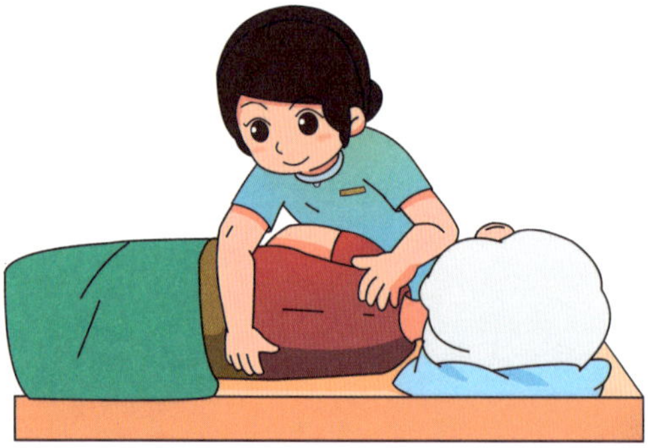

2. 整理衣物。整理患者衣服，保证其背部衣服整齐。

3. 叩背排痰。一手扶住患者，另一手手指并拢呈杯状，沿患者肘关节的高度往上移动，利用手腕活动进行叩背，促进患者排痰。叩背时，避免叩到患者腰部，同时避开脊柱及骨头凸出的地方，应从下往上、从外往内呈“米”字形进行叩背。

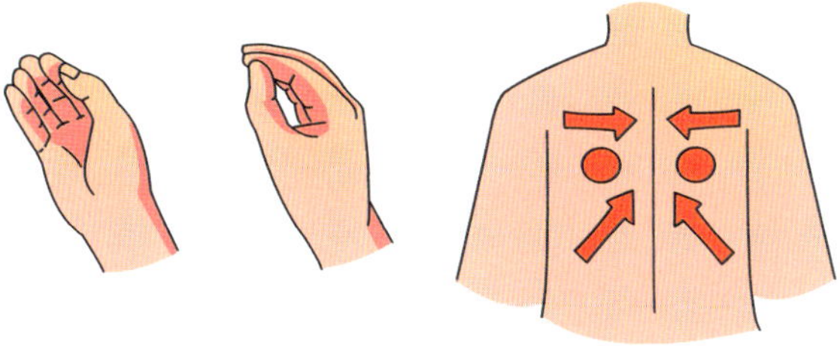

小贴士

（1）在饭后 1～2 小时、饭前 1 小时进行叩背排痰，每次叩背时间为 5～15 分钟，每分钟叩 120～180 次。

（2）叩背时应观察患者有没有不舒服，如果患者出现心慌、胸闷、出冷汗等现象，应立即停止叩背并呼叫医护人员。

（3）叩背排痰的禁忌证包括肺栓塞、咯血、肺脓肿、肿瘤、近期手术史、大血管手术史、头部外伤、颅压升高、抽搐、胸部骨折等。

思考题

1. 偏瘫患者穿脱衣服的顺序是什么？
2. 轴线翻身的注意事项有哪些？
3. 协助患者排痰的方法有哪些？

（覃碧琼、韦晓丹）

第三章

康复照护技能

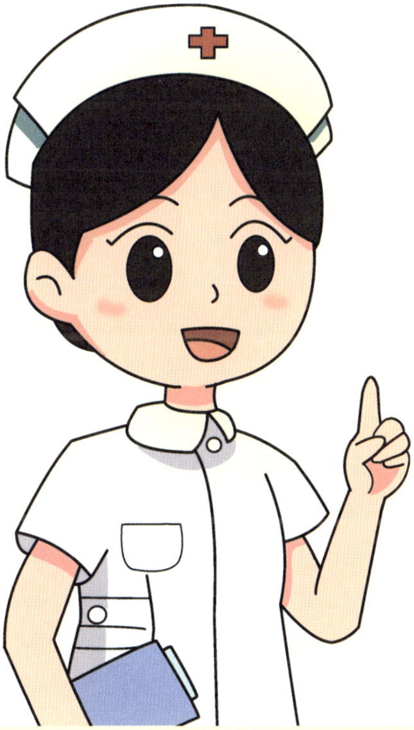

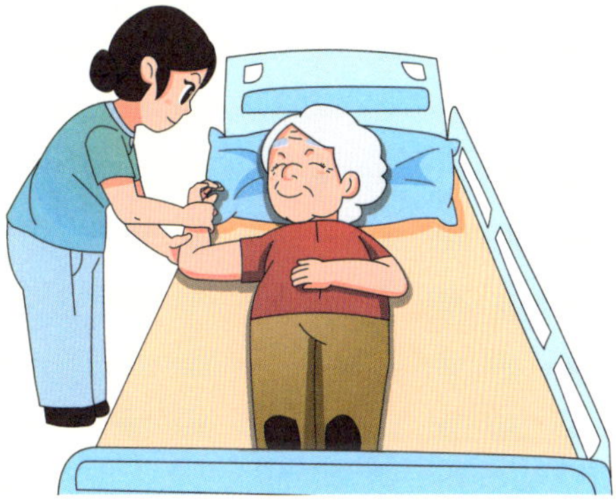

扫码获取更多资源　扫码观看独家视频

第一节 良肢位的摆放

学习目标

（1）了解良肢位摆放的目的及意义。

（2）熟悉良肢位摆放的适应证及禁忌证。

（3）掌握良肢位摆放的操作步骤。

良肢位是一种治疗性体位，包括仰卧位、健侧卧位、患侧卧位及坐位。通过正确的良肢位摆放可以防止或对抗偏瘫患者痉挛姿势的出现，保护患者的肩、肘、腕、髋、膝、踝等大关节活动不受限制，有助于预防压力性损伤、坠积性肺炎等并发症的发生。因此，在偏瘫患者的康复治疗中，良肢位摆放是一项非常重要的措施。

一、偏瘫患者良肢位摆放

案例：患者桂奶奶，女，70 岁，3 号床，因“脑梗死致右侧肢体活动障碍 15 天”入院，生命体征平稳，但生活不能自理，左侧肢体肌力正常，右侧肢体偏瘫。为了减轻肌肉痉挛、预防关节挛缩，偏瘫患者早期卧床可以采取哪些体位？这些体位应该如何摆放？

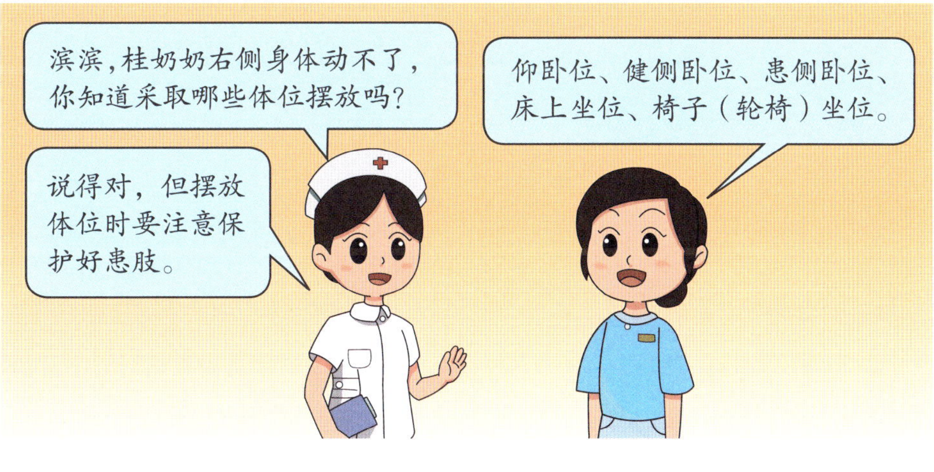
滨滨，桂奶奶右侧身体动不了，你知道采取哪些体位摆放吗？
仰卧位、健侧卧位、患侧卧位、床上坐位、椅子（轮椅）坐位。
说得对，但摆放体位时要注意保护好患肢。

用物准备：薄枕头、厚枕头及三角枕等。

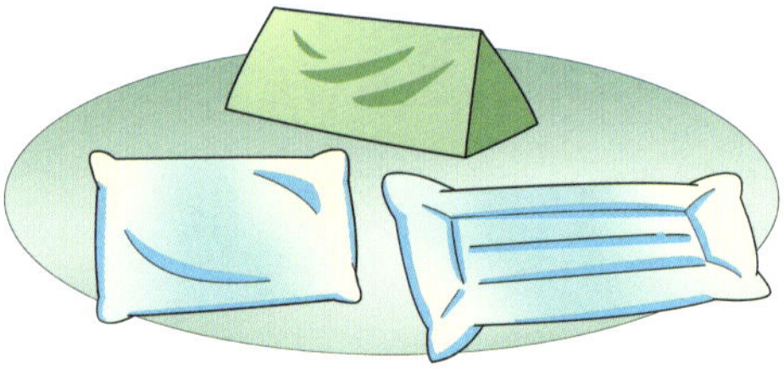

（一）仰卧位

操作步骤

1. 沟通。备齐物品，将照护车推到床边，置于方便取物处。向患者解释操作的目的，取得患者的配合，态度和蔼，语言亲切。调节病房温度，以患者舒适为宜。

2. 头部摆放。患者平卧，在其头部下方垫一个薄枕头。

3. 患侧上肢摆放。将患者肩胛骨尽量向前伸，在患侧肩胛骨下方垫一个软垫；整个上肢外展平放于枕头上，肩关节向外展，与身体呈 45°；肘与腕关节均伸直，掌心朝上，手指伸展略分开，拇指外展，避免手垂于枕头边缘。

4. 患侧下肢摆放。髋下、臀部、大腿外侧垫一个薄枕头，保持下肢足部处于中立位，防止下肢外展、外旋；膝下稍垫起，使膝关节微曲；踝关节背屈，足尖向上，防止足下垂。

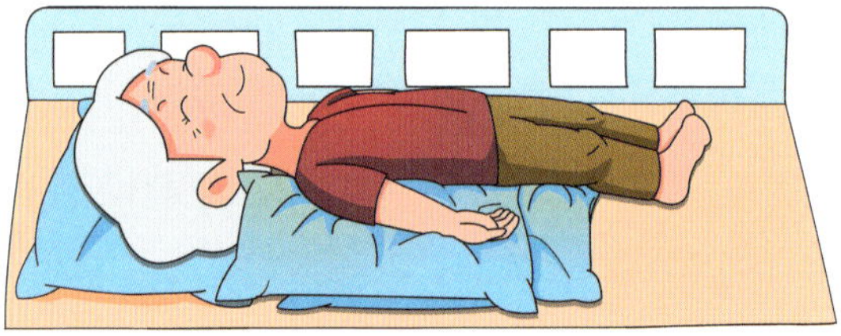

（二）健侧卧位

操作步骤

1. 沟通。备齐物品，将照护车推到床边，置于方便取物处。向患者解释操作的目的，取得患者的配合，态度和蔼，语言亲切。调节病房温度，以患者舒适为宜。

2. 头部摆放。协助患者侧卧，健侧在下，患侧在上。在患者的头部垫一个枕头，使其头、颈、躯干基本保持在一条直线水平，并与床平行。

3. 患侧上肢摆放。将患侧上肢伸展位垫于身前的枕头上；身体稍微向前倾，使患侧肩胛骨向前、向外伸展；患侧上肢肩关节前屈不超过 90°；肘关节与腕关节均伸直，手指关节均伸展放于枕头上，掌心朝下，避免手垂于枕头边缘。

4. 患侧下肢摆放。将患侧下肢轻度屈髋、屈膝并垫于枕头上，呈迈步状；踝背屈，注意足不能悬于枕头的边缘。

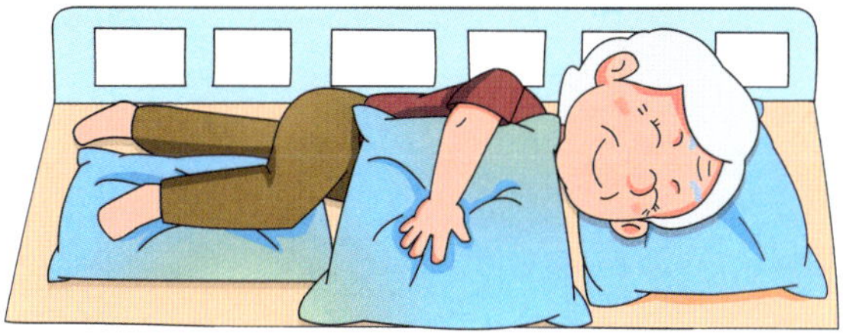

（三）患侧卧位

操作步骤

1. 沟通。备齐物品，将照护车推到床边，置于方便取物处。向患者解释操作的目的，取得患者的配合，态度和蔼，语言亲切。调节病房温度，以患者舒适为宜。

2. 头部摆放。协助患者侧卧，患侧在下，健侧在上。在患者的头部垫一个枕头，使其头、颈、躯干基本保持在一条直线水平，并与床平行。

3. 躯干摆放。在患者后背垫一个三角枕，使其身体往后倾斜，并靠在三角枕上，以 60°～80° 为宜。

4. 患侧上肢摆放。将患侧上肢前伸，与躯干的夹角不超过 90°；将患肩向前轻轻托出，避免肩胛骨受压和后缩；保持肘关节与腕关节伸直，前臂旋后，掌心朝上，手指伸展。

5. 患侧下肢摆放。将患侧下肢轻度屈曲放在床上；踝背屈，避免足下垂。

6. 健侧下肢摆放。将健侧腿屈髋、屈膝放于枕头上，使其自然放松，避免压于患侧腿上。

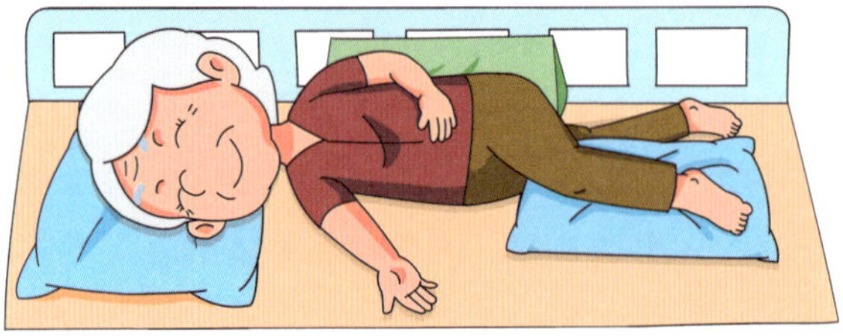

（四）床上坐位

操作步骤

1. 沟通。备齐物品，将照护车推到床边，置于方便取物处。向患者解释操作的目的，取得患者的配合，态度和蔼，语言亲切。调节病房温度，以患者舒适为宜。

2. 调节病床高度。协助患者平卧，使其头部尽量靠近床头，臀部位于床的折角处，将床头摇高 60° ～ 90° 、床尾摇高 15° ～ 20° ，使患者呈坐位。

3. 调整床上坐姿。指导患者保持颈部稍微前倾，在偏瘫侧肩部用枕头垫起保护，使患者躯干挺直，不可倾斜，双手伸展放于餐桌板上，避免腕关节垂于餐桌板边沿，膝关节轻微屈曲，在双下肢下垫一个枕头，保持踝关节背屈或中立位，防止足下垂。

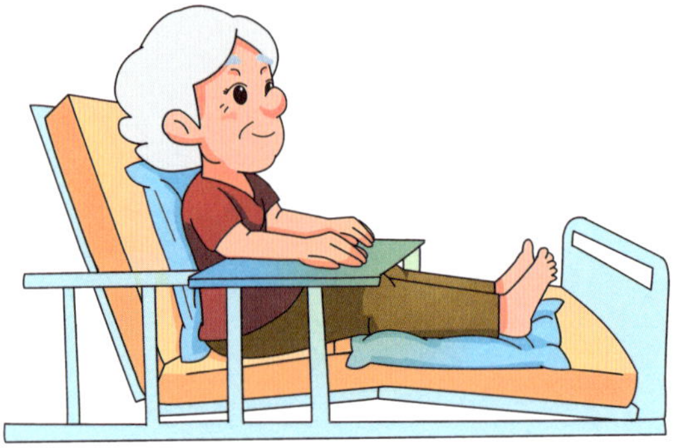

（五）椅子坐位

操作步骤

1. 沟通。备齐物品，将照护车推到床边，置于方便取物处。向患者解释操作的目的，取得患者的配合，态度和蔼，语言亲切。

2. 协助坐位。协助患者坐于木椅上。

3. 调整坐姿。在患侧上肢垫一个薄枕，肩稍往前伸，手肘自然屈曲垫于软枕上；双足稍打开，并平放于地面，后背紧靠椅背，躯干挺直，不可倾斜。

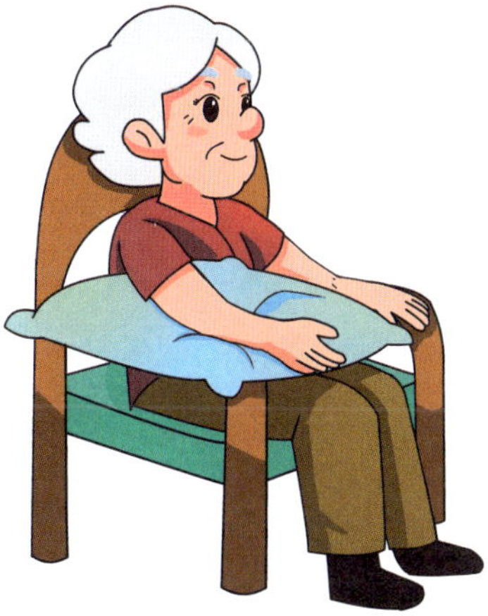

小贴士

（1）患侧卧位是偏瘫患者最重要的体位，也是首选体位。因为患侧卧位可以伸展患侧肢体，减轻肌肉的痉挛，同时使瘫痪关节韧带受到一定压力，促进本体感觉的输入，有利于功能康复。此外，健侧肢体在上，可以自由活动。

（2）体位摆放时，注意避免腕及手悬空在枕头边缘。手悬空容易导致腕关节屈曲痉挛。同时，避免足悬空在枕头边缘。足悬空容易导致足内翻，不利于康复后的步行。

（3）为患者摆放良肢位时不能拖、拉、拽患侧肢体，尤其是肩关节。良肢位摆放要记得变换体位，定时翻身，一般 1～2 小时变换一次体位，避免肢体长时间受压，造成皮肤破损。

（4）侧卧位时一定要将患者肩部被动前伸，以免产生疼痛，影响上肢血液循环。

二、脊髓损伤患者良肢位摆放

案例：患者桂奶奶，女，70 岁，3 号床，因“外伤致 C5、C6 椎体骨折 10 天”入院，入院后生命体征正常，神志清醒。现脊髓损伤致四肢瘫痪，无法活动，生活不能自理，每天只能躺在床上。作为一名医院护理员，应如何为桂奶奶摆放体位？

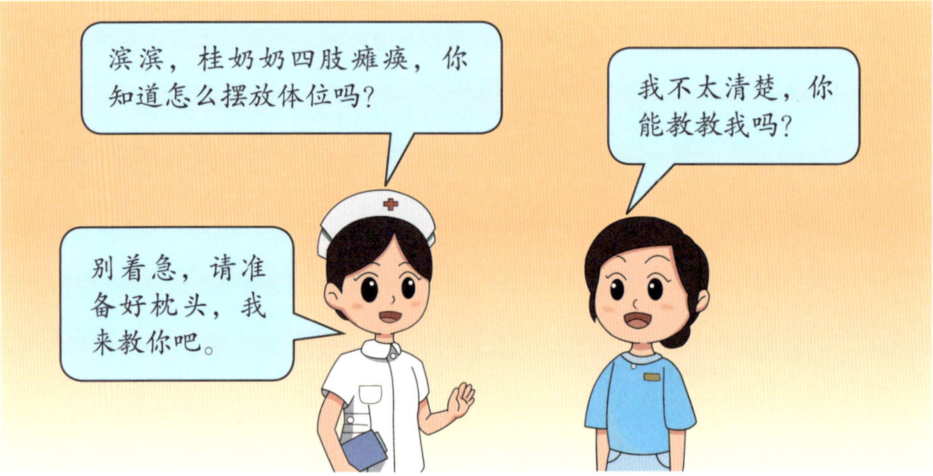
滨滨，桂奶奶四肢瘫痪，你知道怎么摆放体位吗？
我不太清楚，你能教教我吗？
别着急，请准备好枕头，我来教你吧。

用物准备：医院常规使用的薄枕头、厚枕头及三角枕等。

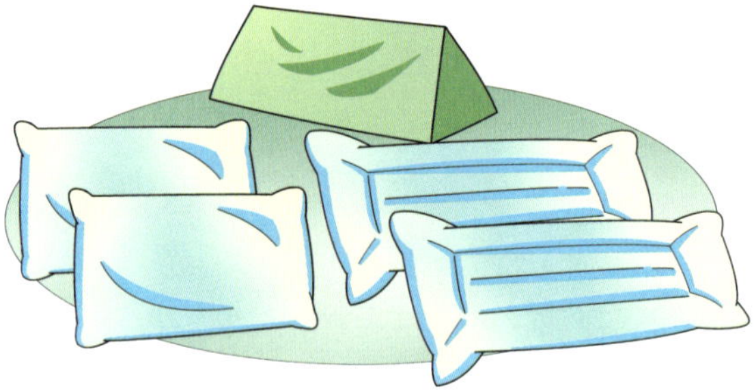

（一）仰卧位

操作步骤

1. 沟通。备齐物品，将照护车推到床边，置于方便取物处。向患者解释操作的目的，取得配合，态度和蔼，语言亲切。调节病房温度，以患者舒适为宜等。

2. 头部摆放。在患者头部垫一个薄枕头，枕头的高度与肩的高度相等。

3. 双肩摆放。在患者双肩下垫一个薄枕头，用于支撑双肩，防止肩关节后缩。

4. 双上肢摆放。在双上肢下垫一个枕头，使双上肢尽量外展，肘关节伸直，前臂旋后，腕关节背伸，掌心朝上，手指自然微曲。

5. 躯干摆放。躯干与头在同一条直线上，骨盆处于中立位。

6. 双下肢摆放。在髋、膝下垫一个薄枕，用于支撑髋、膝、踝等部位；将髋关节伸展，可在两腿之间放 1 ～ 2 个枕头，保持髋关节稍外展。

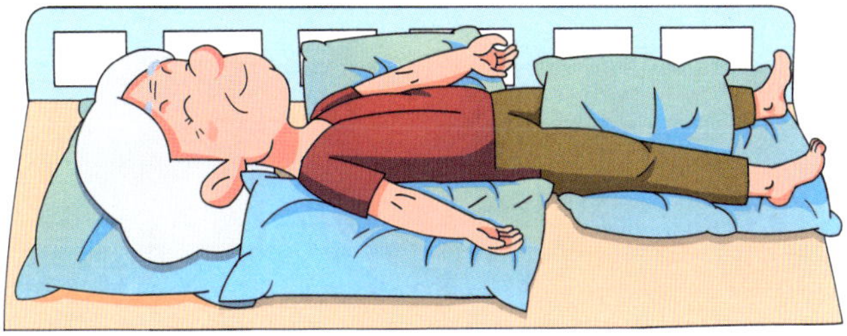

（二）侧卧位

操作步骤

1. 沟通。备齐物品，将照护车推到床边，置于方便取物处。向患者解释操作的目的，取得患者的配合，态度和蔼，语言亲切。调节病房温度，以患者舒适为宜。

2. 头部摆放。在患者头部垫一个薄枕，用于支撑头部。薄枕的高度与同侧肩的高度相等，使患者头部和颈椎保持在同一条直线上。

3. 下侧上肢摆放。将患者的下侧肩关节向前伸出，避免受压和后缩，臂前伸，前臂旋后，掌心朝上，腕关节背伸，手指自然微曲。

4. 上侧上肢摆放。将患者的上侧上肢自然伸展并放于身前的枕头上，臂前伸，前臂旋后，掌心朝下，避免腕关节垂于枕头的边缘，手指自然微曲。

5. 躯干摆放。在患者背部使用长枕支撑，保持患者侧卧位。

6. 下侧下肢摆放。将患者下侧髋关节伸展、膝关节微屈，踝关节放置在枕头上，用于支撑踝关节，使足抬离床面。

7. 上侧下肢摆放。在上侧髋关节及膝关节下方放置一个枕头，并保持屈曲位。踝关节放置在枕头上，用于支撑踝关节，使足抬离床面。

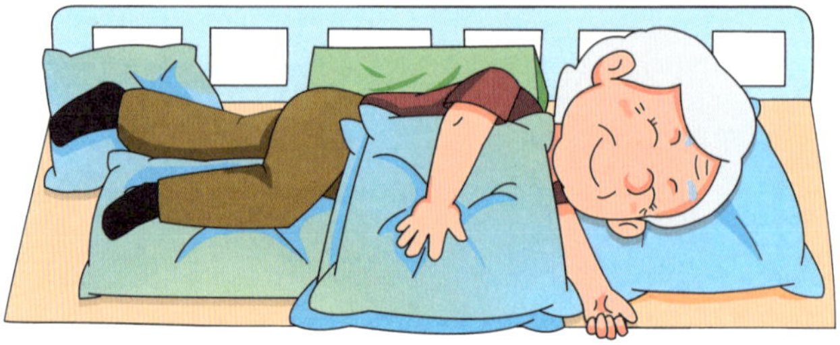

（三）轮椅坐位

操作步骤

1. 沟通。备齐物品，将照护车推到床边，置于方便取物处。向患者解释操作的目的，取得患者的配合，态度和蔼，语言亲切。调节病房温度，以患者舒适为宜。

2. 轮椅坐位。协助患者坐在轮椅上，并为其系好安全带。

3. 调整坐姿。在患者的腰部垫一个枕头，保持其躯干挺直，双手前伸，双肘放在餐桌板上，臀部尽量坐在轮椅坐垫的最后方，防止身体下滑而造成下肢伸肌张力过高，双足平放在地面上或在轮椅踏板上。

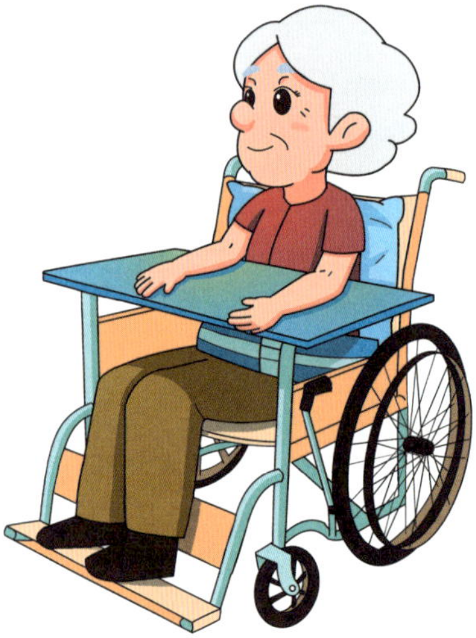

小贴士

（1）体位摆放的目的是预防或减轻皮肤压力性损伤、肢体失用综合征及肺部感染等并发症。对于脊髓损伤导致四肢偏瘫的患者，其体位摆放与一般偏瘫患者有区别，应依据患者疾病的特点给予治疗性体位。

（2）在摆放良肢位时，避免用力拖、拉患肢。良肢位摆放需要对患者损伤的脊柱进行保护，防止出现二次损伤或关节僵硬等情况。

（3）任何一种体位摆放都不应超过2小时，以防发生皮肤压力性损伤，可以采用定期变换体位的方法，或使用减压垫，同时保持骶尾部等受压部位的清洁、干燥。

（4）协助脊髓损伤的患者翻身时，应采用轴线翻身法，即保持患者的头、颈、躯干在同一轴线上翻转，以防脊柱受到二次损伤。

思考题

1. 偏瘫患者体位摆放的注意事项是什么？
2. 脊髓损伤患者摆放良肢位时需要保护什么？

（何丽、梁子敏、凌海云）

第二节　踝泵运动

学习目标

（1）了解踝泵运动的适用范围。

（2）熟悉踝泵运动的目的及意义。

（3）掌握踝泵运动的操作方法。

老年人因长期卧床、运动减少等容易导致静脉血栓的形成，栓子的脱落有可能引发脑梗死、肺栓塞等疾患，严重影响身体健康，甚至对生命造成威胁。踝泵运动作为静脉血栓的基本预防措施之一，是一种简单而有效的锻炼方式。通过有规律地进行踝泵运动，可以促进血液循环、增加肌肉力量、提升踝关节的稳定性、恢复机体功能以及预防静脉血栓的生成。

案例：患者桂奶奶，女，70 岁，3 号床，因“行髋关节置换术后 10 天”入院，精神稍差，疼痛评分为 4 分，其他生命体征正常。现术后伤口疼痛，桂奶奶很少活动。为预防下肢深静脉血栓的生成，作为一名医疗护理员，应如何指导桂奶奶进行踝泵运动？

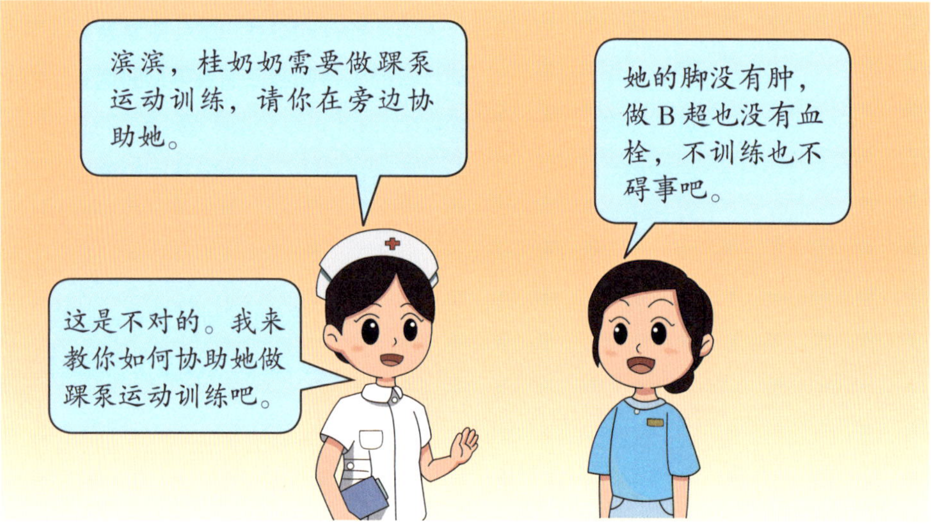
滨滨，桂奶奶需要做踝泵运动训练，请你在旁边协助她。
她的脚没有肿，做 B 超也没有血栓，不训练也不碍事吧。
这是不对的。我来教你如何协助她做踝泵运动训练吧。

操作步骤

1. 沟通。向患者解释操作的目的，取得患者的配合，态度和蔼，语言亲切。

2. 体位摆放。协助患者取平卧位或半坐卧位，尽量取得舒适体位。然后松开床尾盖被，妥当安置患者的管道，避免管道打折受压。协助患者将手置于身体两侧，嘱咐患者保持身体放轻松。

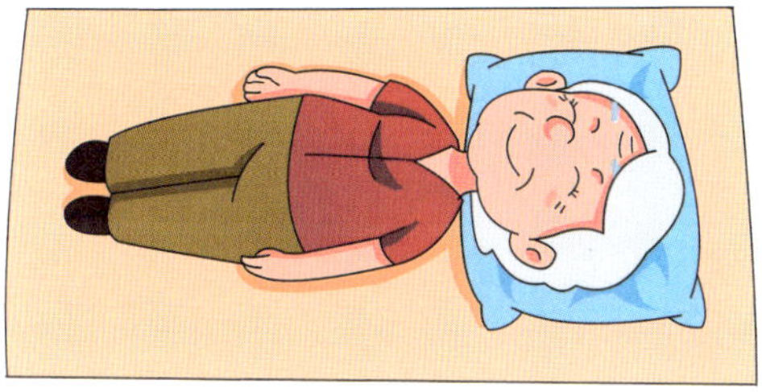

3. 跖屈运动。指导患者将脚尖缓慢下压，下压至最大限度（45°）时，保持 5 ～ 10 秒。

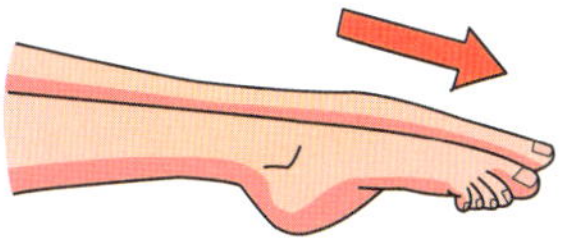

4. 足背伸运动。指导患者将下肢伸展，大腿放松，缓缓勾起脚尖，尽量使脚尖朝向自己，至最大限度时保持 5 ～ 10 秒。

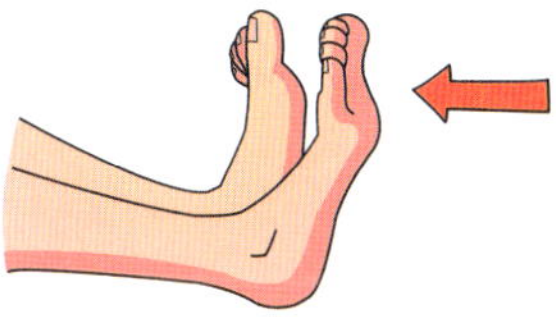

5. 踝部环绕运动。指导患者以踝关节为中心，脚趾做 360° 绕环，尽量保持动作幅度最大。

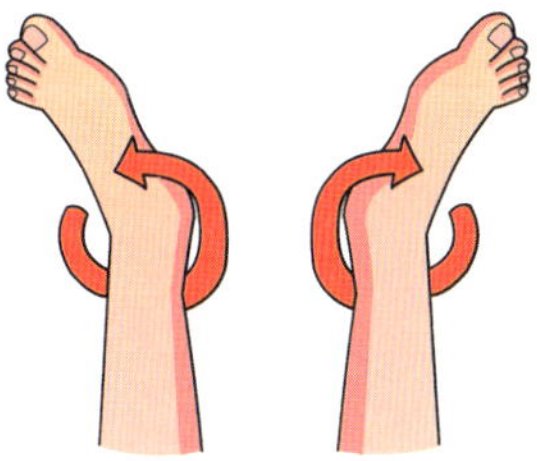

小贴士

（1）踝泵运动的原理是跖屈（脚尖朝下）时，小腿三头肌收缩变短，胫骨前肌放松并伸长；背伸（脚尖朝上）时，胫骨前肌收缩变短，小腿三头肌放松并伸长。踝关节的跖屈、背伸、内翻、外翻组合在一起做绕环运动，可增加股静脉血流峰速，比单独进行踝泵训练效果更好。

（2）踝泵运动是一种通过下肢肌肉节律性的收缩带动踝关节运动的方法，旨在促进下肢血液和淋巴循环，预防下肢肿胀、血栓形成、肌肉萎缩和踝关节僵硬，对长期卧床及下肢术后患者的功能恢复具有至关重要的作用。

（3）存在血栓形成、股静脉置管、病理性骨折、踝部骨折未内固定或石膏固定、骨折影响踝关节功能、全身情况极差或病情不稳定等情况的患者禁止做踝泵运动。

（4）踝泵运动时应确保动作的正确性和规范性，避免过度用力或姿势不当而导致受伤。同时，根据患者的情况适当调整运动强度和时间，以达到最佳效果。完成跖屈/背伸为一组动作，每天练习3～4次，每次30～50下。运动时应注意观察并询问患者的感受，如有无疼痛，若患者有不适感，应暂停运动。刚开始做踝泵运动需循序渐进，不要过度锻炼。

（5）指导患者做踝泵运动后适当休息，并观察患者的反应，如出现不适或疼痛应及时告知医生。

（6）对于长期卧床的患者，为了安全起见，应定期做下肢静脉B超等检查，排除有无血栓生成。

思考题

踝泵运动的适用范围有哪些？

（何丽、梁子敏）

第三节 被动运动

学习目标

（1）了解偏瘫患者被动运动照护的目的及意义。

（2）熟悉被动运动的注意事项。

（3）掌握各关节被动运动的动作要领。

偏瘫患者由于肢体运动障碍，活动量减少，关节长期不活动会导致关节僵硬、挛缩，严重时会导致关节畸形。被动运动是一种完全依靠外力帮助完成的运动，适用于各种原因引起的肢体运动功能障碍，主要目的是保持关节活动度范围，预防关节肿胀和僵硬，有利于患者的功能恢复。在进行被动运动时，应按病情来确定运动顺序，从肢体近端关节开始，逐渐到远端关节的顺序有利于瘫痪肌的恢复；从肢体远端关节开始，逐渐到近端关节的顺序有利于促进肢体血液和淋巴的回流，每天进行 2 ～ 3 次，直到主动运动恢复。

案例：患者桂奶奶，女，70 岁，3 号床，因“脑梗死致右侧肢体偏瘫 10 天”入院，意识及生命体征正常，现入住康复科。右侧肢体不能自主运动，左侧肢体正常。桂奶奶每天由医疗护理员陪同外出到康复区做康复治疗，每天 1 次，每次 30 分钟。作为一名医疗护理员，在闲暇时候，应该如何帮助桂奶奶做右侧肢体被动运动呢？

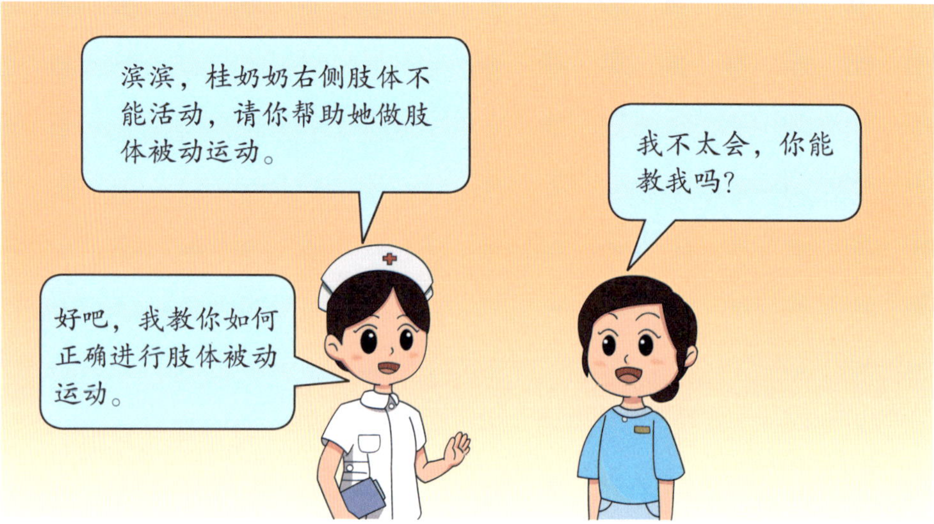
滨滨，桂奶奶右侧肢体不能活动，请你帮助她做肢体被动运动。
我不太会，你能教我吗？
好吧，我教你如何正确进行肢体被动运动。

（一）上肢被动运动

操作步骤

1. 沟通。向患者解释操作的目的，取得患者的配合，态度和蔼，语言亲切。

2. 体位摆放。协助患者取仰卧位。

3. 肩关节外展。站于患者的患侧，一手握住患者的腕关节处，避免接触患者的手掌心；另一手托起肘关节稍上方的位置，慢慢将患侧上肢外展到 90°。脑卒中早期的患者肩关节外展的角度不宜超过 90°，以防诱发肩关节疼痛。

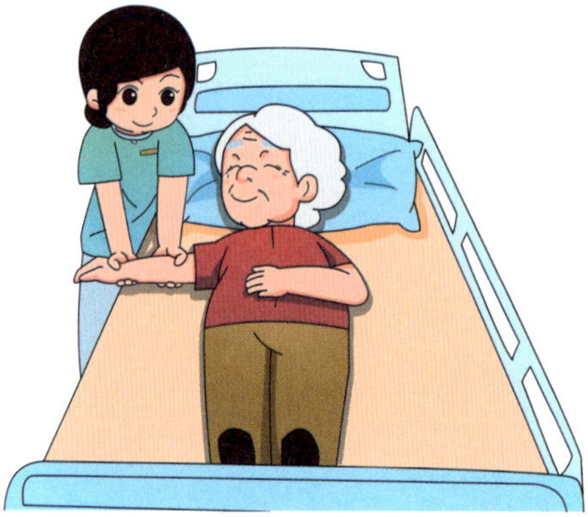

4. 肩关节前屈运动。站于患者的患侧，一手固定患侧的腕关节，使患者的掌心朝上；另一手托起患侧的肘关节，向上活动。随着前屈角度逐渐加大，前臂逐渐旋后。脑卒中早期的患者肩前屈角度不宜超过 90°，以防诱发肩关节疼痛。

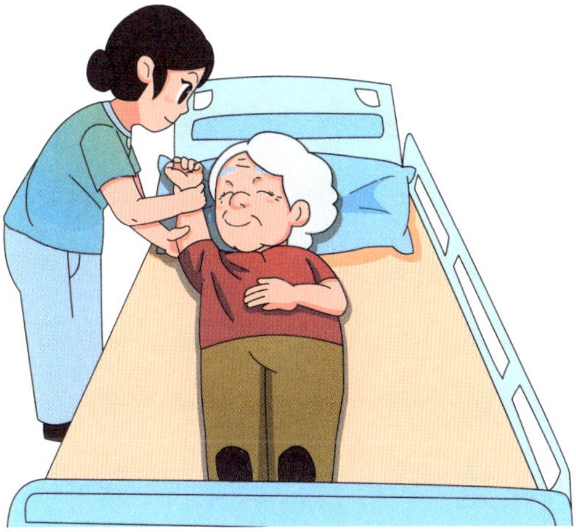

5. 肩关节内、外旋运动。站于患者的患侧，使患侧肩关节外展 90°、肘关节屈曲 90°。一手固定患者的肘关节，另一手握住患者的腕关节，以肘关节为轴，将患者前臂沿肱骨干轴线向头、向足的方向运动。在弛缓性瘫痪期，为防止肩肱关节半脱位和损伤，可进行正常关节活动度一半（肩关节内、外旋各约 45°）的被动内、外旋运动。

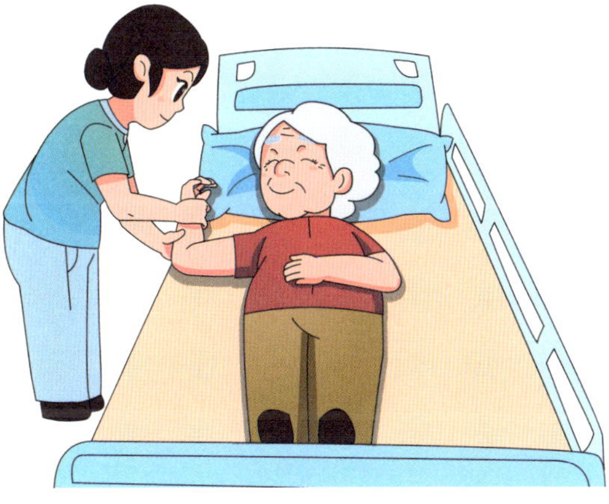

6. 肘关节运动。站于患者的患侧，一手握住患者的腕关节，另一手固定患者的肘关节稍上方，在完成肘关节屈曲的同时将前臂旋后，在完成肘关节伸

直的同时将前臂旋前。注意在肘关节屈伸运动前，须先检查患者的肌肉是否痉挛，若存在肌肉痉挛，则要先轻轻按摩局部，待肌肉放松后再做上述运动。

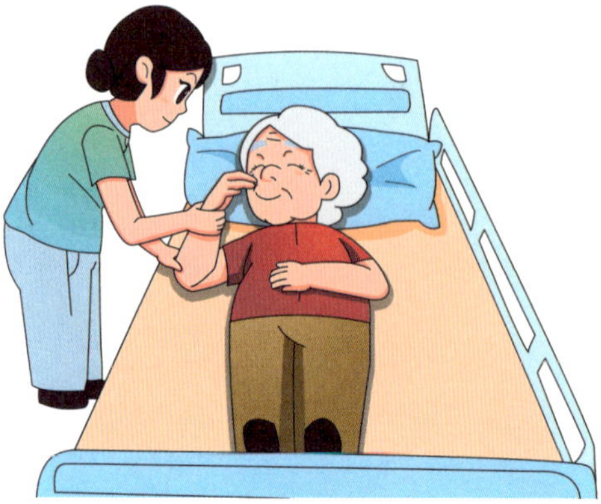

7. 腕关节运动。站于患者的患侧，将患者的肘关节屈曲 90°。一手固定患者的前臂近腕关节处，另一手握住其患侧手指，被动背屈、掌屈活动患侧的腕关节，被动尺侧偏和桡侧偏活动患侧的腕关节。

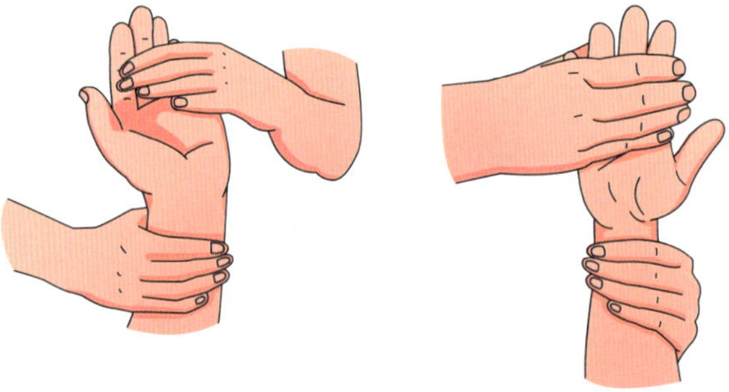

8. 手指关节运动。站于患者的患侧，使患者的患侧肘关节屈曲 90°。一手固定于患侧腕关节，另一手握住患侧手指，分别进行充分的被动掌指间关节屈伸训练，同时还应进行近端、远端指间关节的屈伸运动。

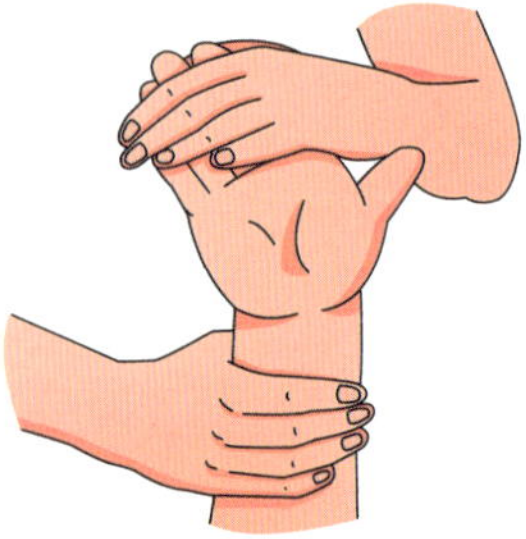

9. Bobath 握手运动。协助患者取仰卧位或坐位，站于患侧，让患者双手掌心相对，十指交叉握手，患侧拇指在上，防止前臂旋前，使拇指有较大的外展，同时保持肘关节伸展。用手托起患者的肘关节，帮助患者肘关节伸展。指导患者用健侧手带动患侧手上举不超过耳廓，然后双手返回胸前。如此反复，每天可规范锻炼 Bobath 握手 15 分钟以上。

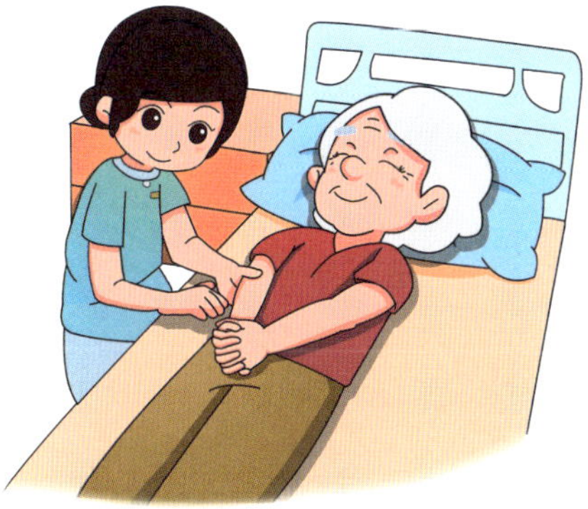

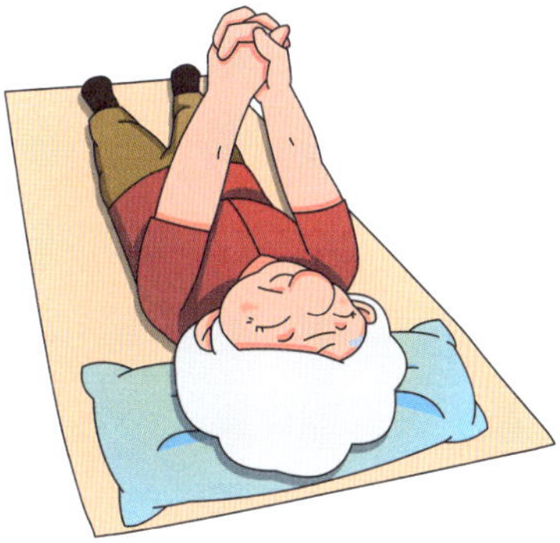

（二）下肢被动运动

操作步骤

1. 沟通。向患者解释操作的目的，取得患者的配合，态度和蔼，语言亲切。

2. 体位摆放。协助患者取仰卧位。

3. 髋、膝关节屈伸运动。站于患者的患侧，一手托住患侧膝关节后侧，另一手托住患侧足跟，避免手触碰脚底心，使患侧髋、膝关节均屈曲至最大位置，以不感到疼痛为宜，然后伸髋、伸膝，再重复上述动作。

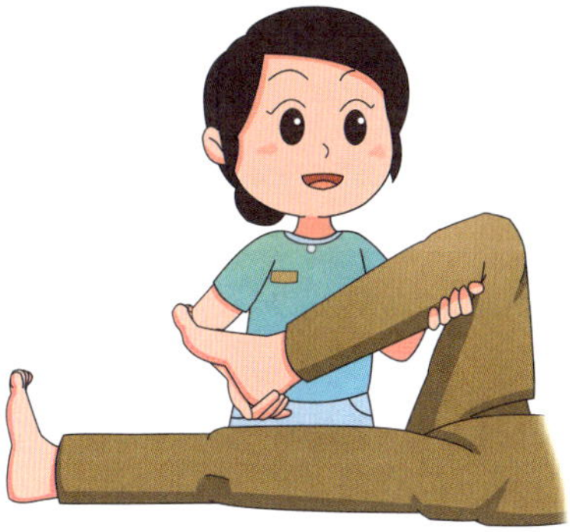

4. 髋关节外展、内收、内旋和外旋运动。站于患者的患侧，一手托住患侧膝关节后侧，另一手托住患侧踝关节，双手同时使患侧下肢向外伸展至最大位置，然后内收，再重复上述动作。

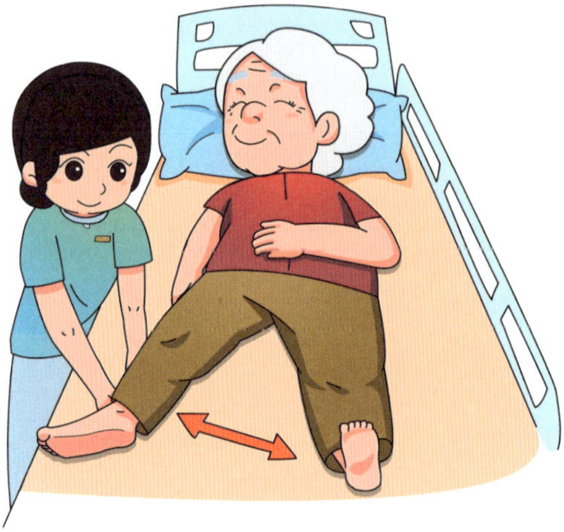

一手扶于患者的患侧膝关节，另一手扶于患侧踝关节，双手用力使患侧下肢向内侧转动，即髋关节内旋，然后双手用力使患侧下肢向外侧转动，即髋关节外旋。

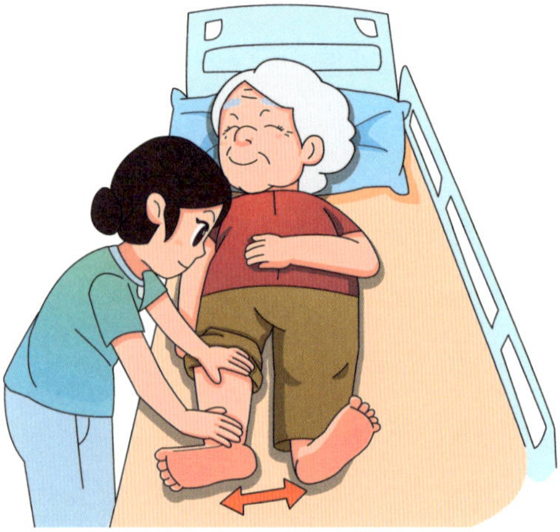

5. 踝关节跖屈、背屈运动。一手握于患侧小腿上，另一手握住其足背部，用力将脚背朝足底方向推压，完成踝关节跖屈运动。一手握于患侧小腿上，另一手托住其足跟，并牵拉足跟部，同时利用前臂向脚背方向推压足底，完成踝关节背屈运动。

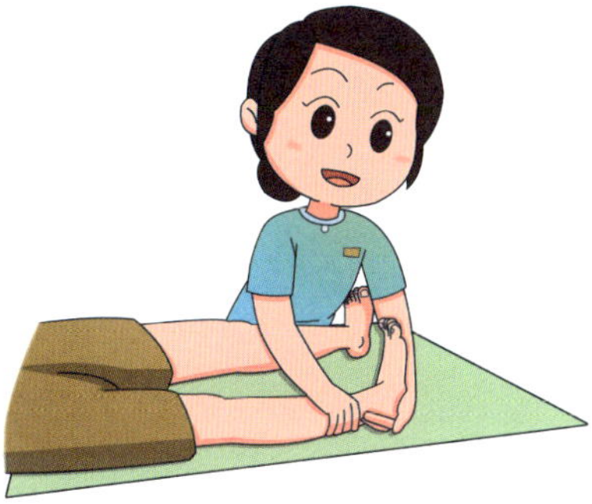

6. 踝关节内翻、外翻运动。一手握住其患侧踝关节，另一手握住其患侧足底近足趾部，完成踝关节内翻、外翻运动。

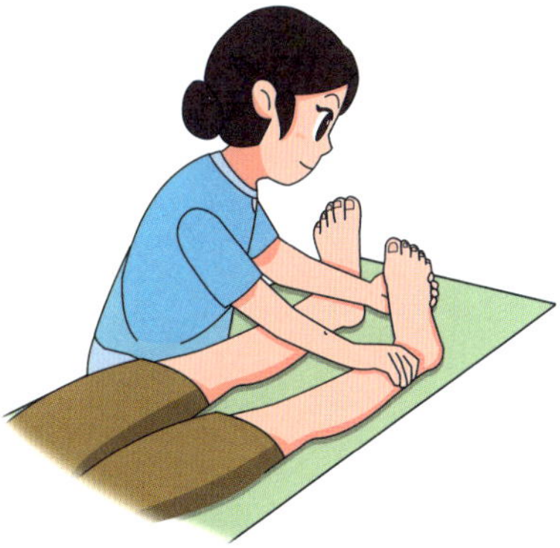

7. 足趾屈伸运动。站于患者的患侧，一手握住患侧足部，另一手握住患侧足趾部，完成足趾屈伸运动及各足趾关节屈伸运动。

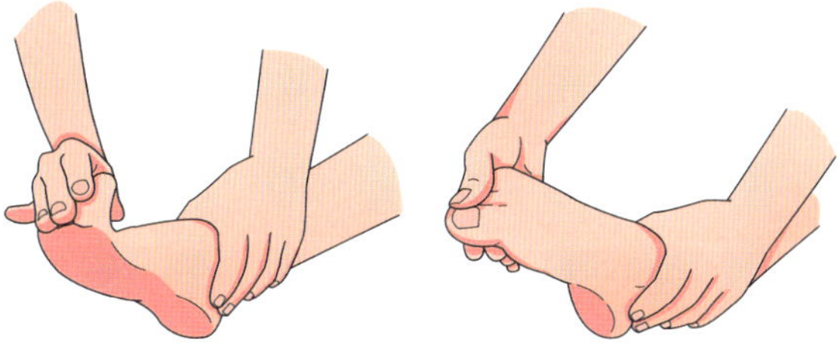

8. 桥式运动。站于患者的患侧，帮助患者将两腿屈曲，平踏在床面上，让患者伸髋并将臀部抬离床面。当患者不能主动完成抬臀动作时，可将一手放在患者的患膝上，然后向前下方拉压膝关节；另一手拍打患侧臀部，刺激臀肌收缩，帮助患髋伸展。

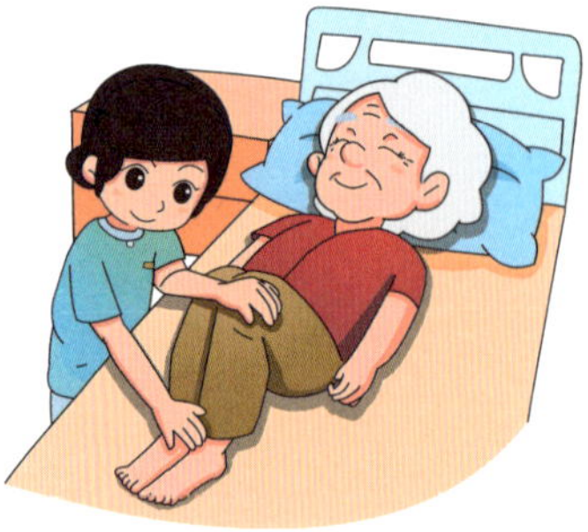

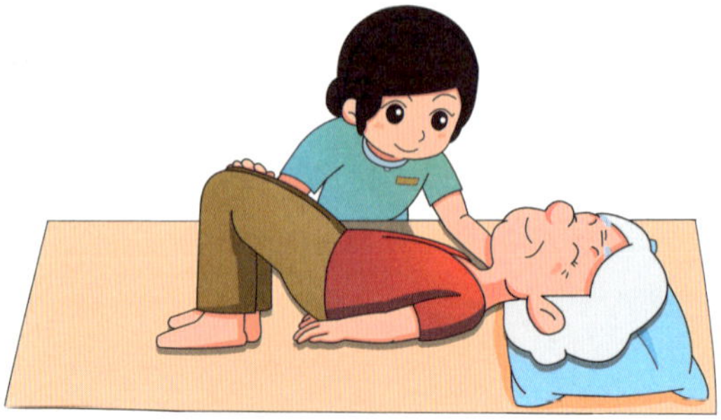

小贴士

（1）被动运动不仅可以活动关节，维持正常关节活动范围，有利于患者完成功能性活动，还能预防关节畸形，减缓肌肉萎缩，促进血液循环和损伤恢复等。

（2）在患者舒适的体位下进行被动运动，并嘱患者尽量放松，必要时脱去妨碍运动的衣物或固定物。

（3）被动运动的动作应缓慢，避免冲击性运动和暴力，活动范围逐渐增加，以患者不感到疼痛为宜。

（4）被动运动宜每天 2～3 次，每次每个动作做 10～30 次，活动度以患者能耐受为宜。

（5）可从健侧到患侧运动，从大关节到小关节逐渐进行上、下肢被动运动。

（6）患者出现生命体征不稳，局部关节不稳，骨折未痊愈，局部急性炎症或肿块，骨结核，肿瘤，静脉血栓，等等，不能进行被动运动。

思考题

1. 被动运动时患者出现持续疼痛还能继续运动吗？
2. 被动运动时可以进行冲击性运动和暴力运动吗？

（何丽、凌海云）

第四节　体位转移

学习目标

（1）了解体位转移的目的及意义。

（2）熟悉体位转移的注意事项。

（3）掌握偏瘫患者体位转移的方法。

体位转移是指人体从一种姿势转移到另一种姿势的过程，分为独立转移、协助转移、被动转移三种。老年人由于受疾病的影响，出现身体瘫痪、力量减弱、平衡功能下降等情况，不能自主完成体位转移。医疗护理员主要通过协助转移及被动转移，帮助患者完成翻身、起床、从卧位到坐位、从坐位到站位、床椅转移等动作，以及各项日常生活活动，提高患者的生活质量。

案例：患者桂奶奶，女，70 岁，3 号床，因“脑梗死致右侧肢体偏瘫 15 天”入院 5 天，神志清醒，可正常交流，身体较肥胖，生活不能自理，皮肤完好，身上没有留置导管，左侧肢体肌力正常，右侧肢体偏瘫，但住院治疗期间需要乘坐轮椅外出检查及治疗。每次外出，滨滨护理员都要寻求好几个人的帮助，才能把桂奶奶转移到轮椅上。作为一名医疗护理员，应如何正确帮助桂奶奶进行体位转移？

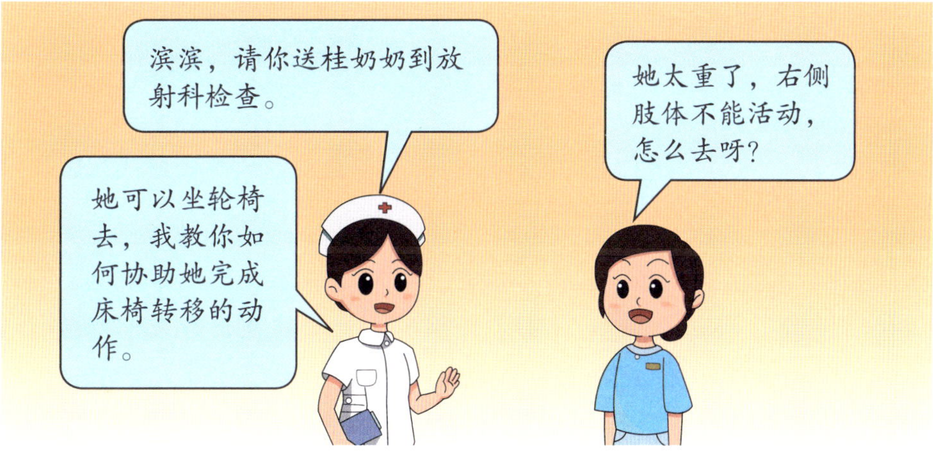
滨滨，请你送桂奶奶到放射科检查。
她太重了，右侧肢体不能活动，怎么去呀？
她可以坐轮椅去，我教你如何协助她完成床椅转移的动作。

操作步骤

1. 沟通。向患者解释操作的目的，取得患者的配合，态度和蔼，语言亲切。

2. 患者评估。①评估患者的病情、意识状态及配合能力。②评估患者的肢体活动、关节活动度等情况。评估肢体活动的顺序为先健侧后患侧；评估关节活动度的顺序为肩关节外展、前屈；肘关节屈曲；腕关节背伸、掌曲；指关节屈伸，避免接触掌心。③评估患者的坐位和站位平衡情况。④评估环境、管道、皮肤、二便情况。

3. 检查轮椅。检查轮椅的性能，如刹车是否完好。

4. 床上翻身。

（1）从仰卧位到患侧卧位。①协助患者取仰卧位，并站于患者的患侧，协助患者健侧髋、膝屈曲，患侧下肢伸直，双手掌心相对，十指交叉，患侧拇指在上并将双臂向上举起，保持肘关节伸直，将头转向患侧。②一手扶于患者健侧膝关节上，另一手固定患者双手腕关节。双手同时带动患者肢体做钟摆式摇摆，先往患侧摆，再反方向摆向健侧，最后借助摆动的惯性翻向患侧。

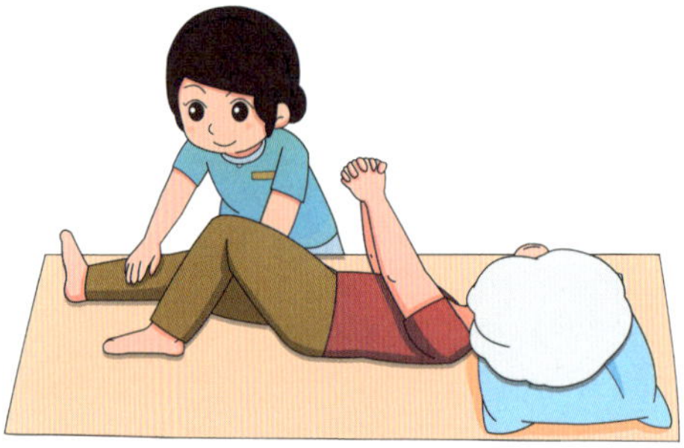

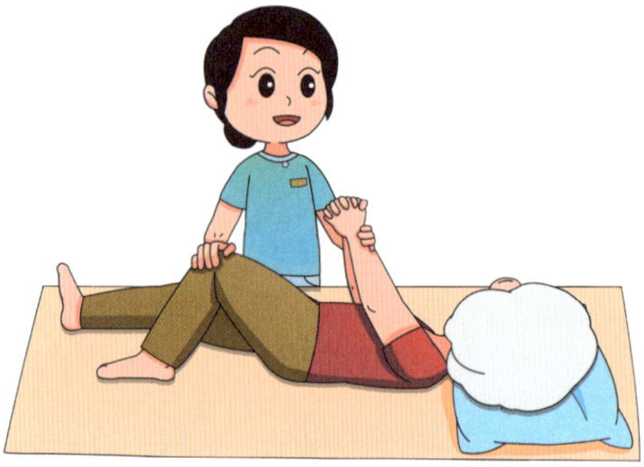

（2）从仰卧位到健侧卧位。①协助患者取仰卧位，并站于患者的健侧，协助患者患侧髋、膝屈曲，健侧下肢伸直，双手掌心相对，十指交叉，Bobath 握手并将双臂向上举起，保持肘关节伸直，将头转向健侧。②一手固定患侧膝关节，另一手固定患者双手腕关节。双手同时带动患者做钟摆式摇摆，先往健侧摆，再反方向摆向患侧，最后借助摆动的惯性翻向健侧。

5. 从卧位到坐位。

（1）指导患者用健侧腿足背钩住患侧腿踝关节，用健侧腿带动患侧腿，必要时给予帮助。

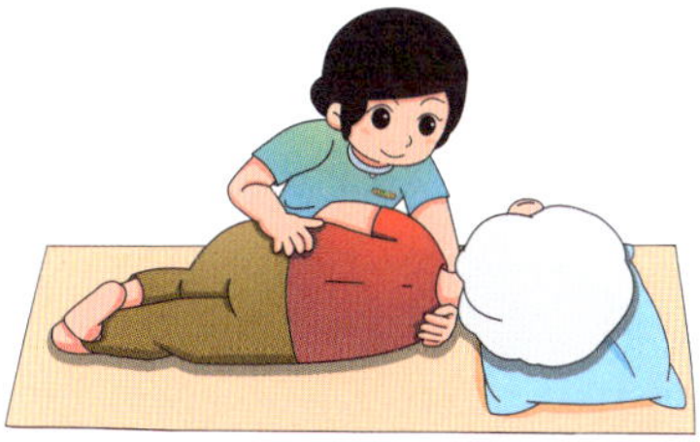

（2）一手扶住患者肩颈下，另一手扶住患者髋关节上方，指导患者用健侧手撑床，喊“1、2、3”后两人同时用力，完成从卧位到床边坐位的动作。

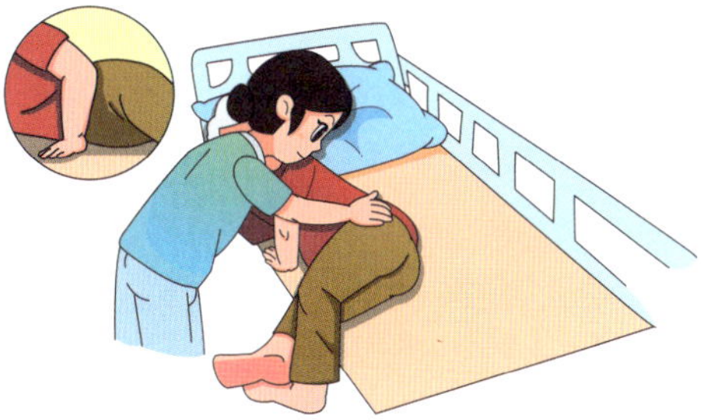

6. 从坐位到站位。

（1）部分辅助站立。①站于患者的患侧保护患者，使患者双足平踏在地板上，双足分开与肩同宽。②协助患者做 Bobath 握手（见本章第三节被动运动），肘关节伸直，双臂前伸，躯干前倾，使重心前移。③一手扶于患者的腰背，另一手扶于患者的双腕关节，用自己的膝部顶住患者的患膝，防止患膝倒向外侧。④当患者双臂前伸超过双膝位置时，嘱患者抬臂，双臂保持伸直，重心向前、向上移，并站起来。

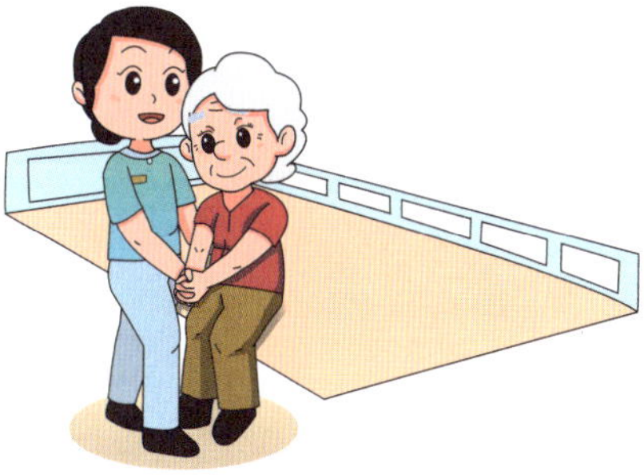

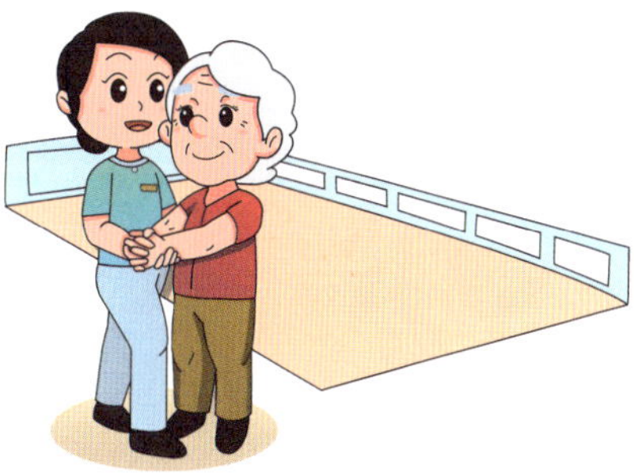

（2）完全辅助站立。①站于患者前方保护患者，使患者双足平踏在地板上，双足分开与肩同宽。②协助患者做 Bobath 握手，将肘关节伸直，双臂前伸，置于自己的颈后。③面向患者站立，双足分开与肩同宽，用一侧膝部顶住患者的患膝，双手托起患者双髋或拉住患者腰带，利用患者身体重心前移，帮助患者上抬臀部并站起来。

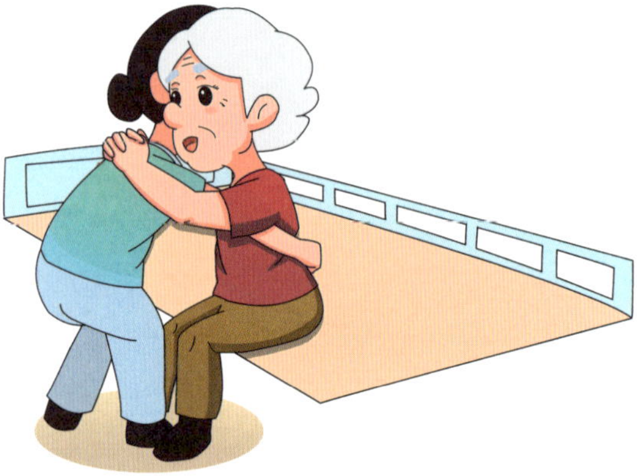

7. 床椅转移。①轮椅与床呈 30° ～ 45°，刹好刹车，竖起脚踏板，并放于患者的健侧（从轮椅转移至床时，健侧肢体靠近床）。②面向患者站立，双足分开与肩同宽，用一侧膝部顶住患者的患膝，协助患者站立。③带动患者以健侧腿为轴线，使患者慢慢转动身体至背向轮椅。④协助患者将身体稍微往前倾，重心往后移。屈髋、屈膝，将患者轻轻放在轮椅上，并帮助患者调整坐姿。

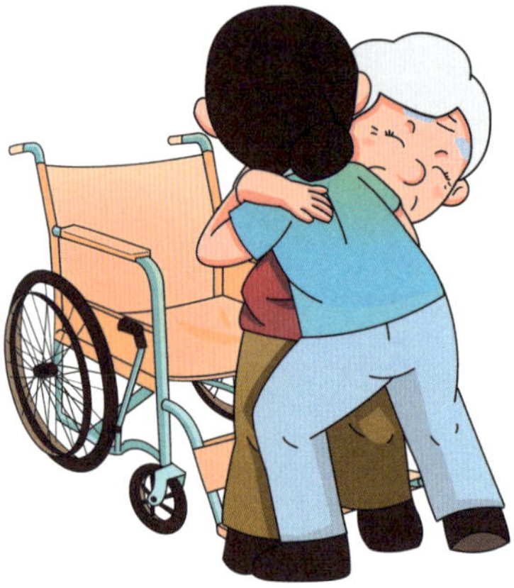

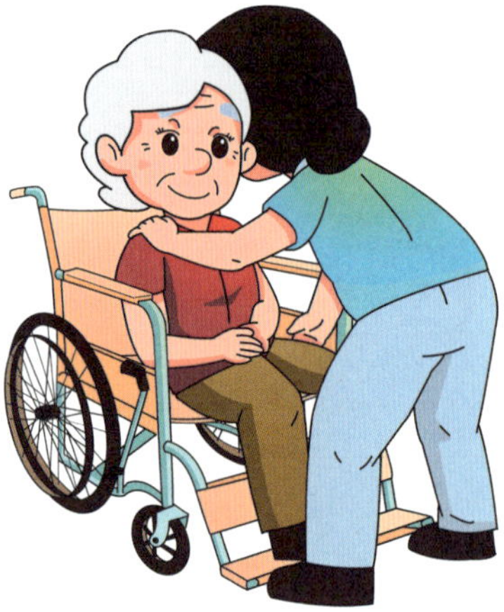

小贴士

（1）体位转移前应检查相关设施如床、轮椅等是否完好，并保证转移空间畅通无阻；帮助患者穿着合适的衣裤和鞋袜，以免在转移过程中发生跌倒，避免碰伤患者的肢体、臀部、踝部的皮肤。

（2）医疗护理员与患者之间应互相信任，在体位转移前应做好沟通，在体位转移过程中给予患者的指令应简单、明确。

（3）医疗护理员及患者在转移过程中应穿防滑的鞋子。

（4）在体位转移过程中，要询问 / 观察患者有无不适。体位转移完成后要做好安全保护措施如拉好床栏，为患者系好安全带，避免发生意外。

思考题

1. 请问体位转移前轮椅及床需要刹车吗？
2. 请问体位转移过程中可以穿拖鞋吗？

（何丽、凌海云）

第五节　助行架的使用

学习目标

（1）了解使用助行架的目的及意义。

（2）熟悉助行架的结构。

（3）掌握助行架的使用方法。

助行架是一种辅助人体支撑体重、保持平衡和行走的器具，分为交互式助行架、固定式助行架、前轮式助行架、四轮式助行架，适用于双下肢肌力降低或协调性差，需要独立、稳定站立，如多发性硬化症、帕金森病、下肢骨性关节炎和骨折等患者。使用助行架可减轻对下肢的负荷，降低对关节的负荷要求或弥补下肢的肌力不足等，帮助患者活动和建立自信心。

案例：患者桂奶奶，女，70 岁，3 号床，因“跌倒致左股骨颈骨折，全髋关节置换术后 10 天”入院，入院时神志清醒，病情稳定，可以正常交流。桂奶奶术后疼痛较前减轻，疼痛评分为 2 分。医生建议桂奶奶早期下床活动，有助于康复，桂奶奶也期待着早点下床活动。作为一名医疗护理员，应如何指导桂奶奶使用助行架行走？

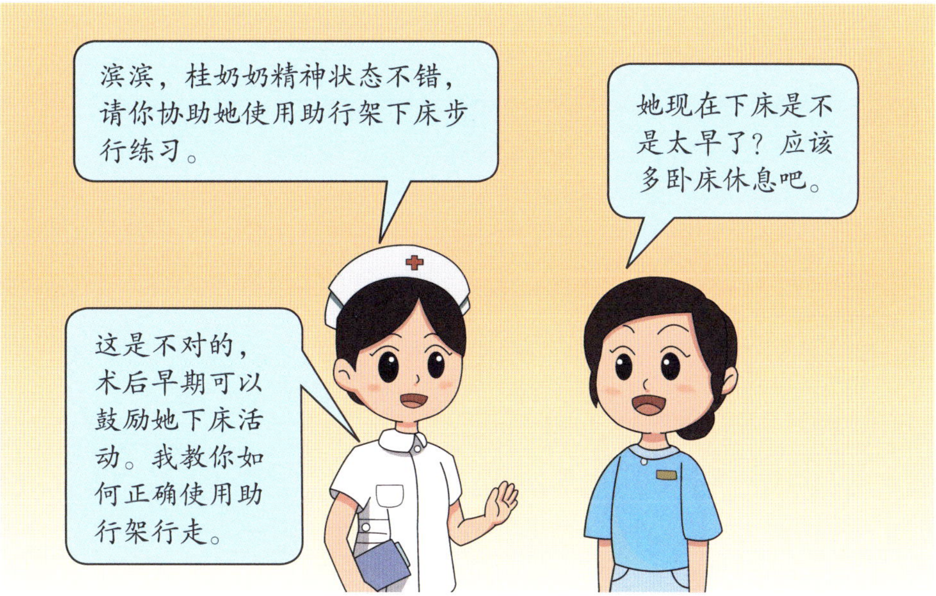
滨滨，桂奶奶精神状态不错，请你协助她使用助行架下床步行练习。
她现在下床是不是太早了？应该多卧床休息吧。
这是不对的，术后早期可以鼓励她下床活动。我教你如何正确使用助行架行走。

用物准备：助行架、洗手液等，必要时准备扳手、螺丝刀。

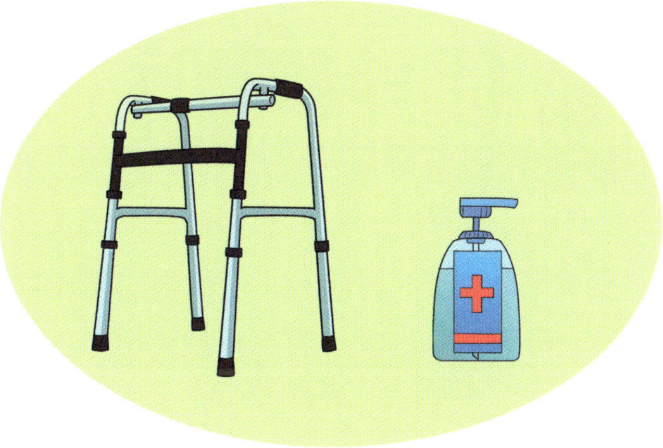

操作步骤

1. 沟通。向患者解释操作的目的及方法等，取得患者的配合，态度和蔼，语言亲切。

2. 环境准备。环境应宽敞、安全、无障碍；地面平整、干燥；灯光明亮。

3. 助行架准备。检查助行架各部件的连接是否完整、安全，调节好助行架扶手的高度，一般调至与患者股骨大转子齐平的位置，以便患者步行时，得到更好的支撑。

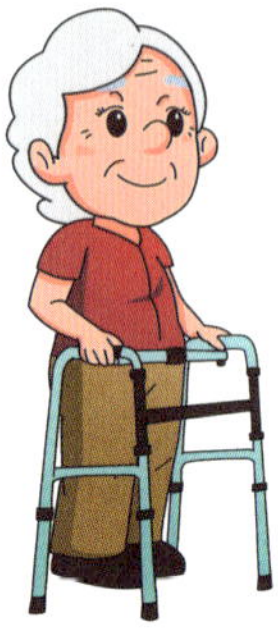

4. 下床。指导患者从术侧下床，并用健侧下肢支撑负重，术侧下肢保持前伸位，双手扶住助行架把手，与健侧下肢一起用力站起来。在转移过程中，术侧下肢保持外展位，避免术侧屈髋超过 90° 。

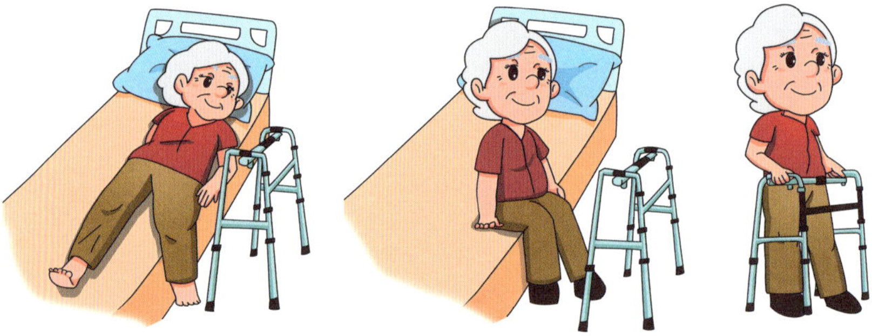

5. 调整站姿。患者站稳后，将前伸的术侧下肢往后移，与健侧下肢齐平。

6. 步行。起步时，患者双手握紧助行架的把手，将助行架往前移 20 厘米左右，随后术侧下肢向前迈出一步，将重心前移到手腕部，用助行架来支撑身体重量，然后移动健侧下肢到与术侧下肢齐平的位置。患者站稳后再重复上述步骤。

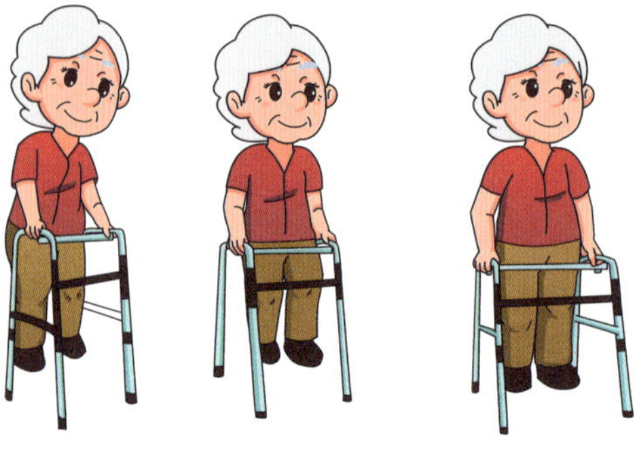

小贴士

（1）全髋关节置换术后早期可以鼓励患者下床活动。早期下床活动可以减少并发症的发生，如肺部感染、下肢静脉血栓形成等，帮助患者更快的康复。

（2）在锻炼前，先评估患者的患肢情况及配合情况，向患者解释操作的目的、安全性及注意事项，以消除患者的顾虑，提高依从性。

（3）患者在髋关节术后取仰卧位时，患侧肢体采用外展中立位，可在两腿之间放置一个梯形枕，避免患肢内旋、内收；取侧卧位时，在患者双下肢之间垫一个枕头，保持患侧下肢外展位。髋关节术后患者应多采取健侧卧位。

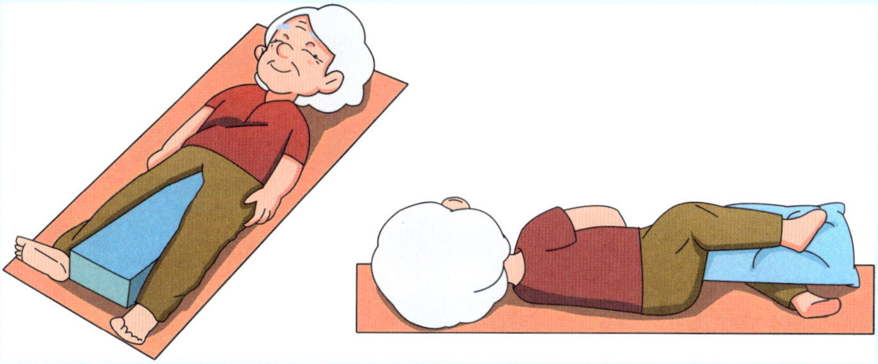

（4）髋关节置换术后 3 个月内，避免交叉双腿、跷二郎腿、盘腿、坐矮凳子和矮坐便器等，以防髋关节脱位。

思考题

1. 髋关节术后患者早期下床活动，可以减少哪些并发症的发生？
2. 髋关节术后患者步行转弯时应注意什么？

（赵先旺）

第六节　轮椅的使用

学习目标

（1）了解轮椅的结构和使用的意义。

（2）熟悉轮椅使用的注意事项。

（3）掌握轮椅坐姿、行进与后退、左转与右转、上下斜坡、打开与收起的操作步骤。

轮椅是一种常用的代步工具，借助轮椅可以帮助行动不便的老年人完成外出活动的目的。常见的轮椅有普通折叠轮椅、高靠背轮椅、电动轮椅等，老年人可以根据自己的身高、体重及需求选择适当的轮椅。

案例：患者桂奶奶，女，70 岁，3 号床，因“脑梗死致右侧肢体偏瘫 15 天”入院 5 天，神志清醒，可正常交流，身高 170 厘米，身材偏瘦，生活不能完全自理，皮肤完好，身上没有留置管道，左侧肢体肌力正常，右侧肢体偏瘫，已住院一个多月。目前病情稳定，可以乘坐轮椅外出康复训练。作为一名医疗护理员，应如何指导桂奶奶正确使用轮椅？

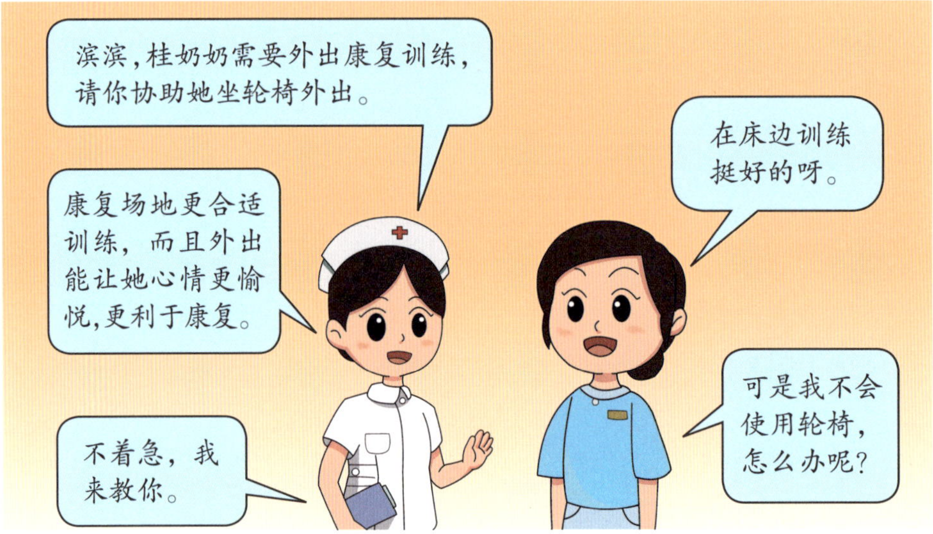
滨滨，桂奶奶需要外出康复训练，请你协助她坐轮椅外出。
在床边训练挺好的呀。
康复场地更合适训练，而且外出能让她心情更愉悦，更利于康复。
可是我不会使用轮椅，怎么办呢？
不着急，我来教你。

用物准备：轮椅、洗手液等。

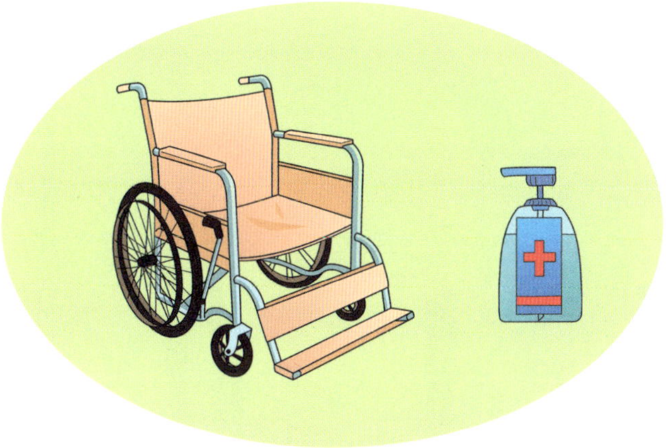

操作步骤

1. 沟通。向患者解释操作的目的，取得患者的配合，态度和蔼，语言亲切。

2. 患者评估。评估患者的能力、肢体情况，以及对轮椅坐位的耐受程度、使用轮椅的认知及接受与配合程度。

3. 轮椅的准备。检查轮椅的性能是否完好。轮椅的基本结构包括握把、靠背、扶手、侧板、椅座、脚踏板、小车轮、手刹、大车轮等。

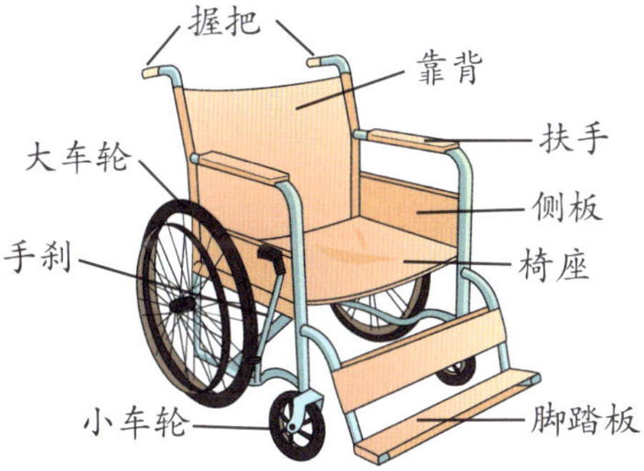

4. 轮椅的选择。轮椅座位的宽度、长度以及靠背的高度、扶手的高度等应适合患者，确保患者的安全和舒适。

5. 轮椅的打开与收起。打开轮椅时，双手掌分别放在座位两边的横杆上(扶手下方)，同时向下用力打开。收起轮椅时，先将脚踏板翻起，然后双手握住坐垫中间两端，同时向上提拉。将轮椅放置在病房合适的位置，不能阻挡消防通道。

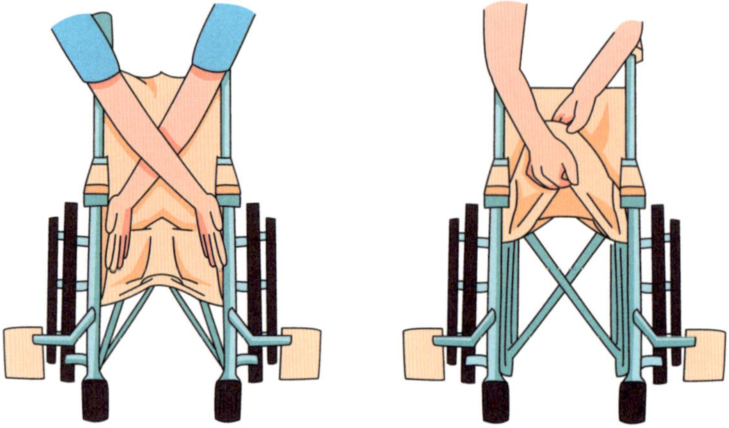

打开轮椅　　收起轮椅

6. 调整坐姿。

（1）躯干。协助患者坐在轮椅上，其臀部应紧贴靠背，坐姿端正，双眼平视，上身稍向前倾，双手放在轮椅扶手上，肘关节保持屈曲。

（2）下肢。协助患者坐在轮椅上，双足放于轮椅脚踏板上，双膝关节屈曲，髋与膝处于同一高度，双足平行且间距与骨盆同宽，协助患者系好安全带。

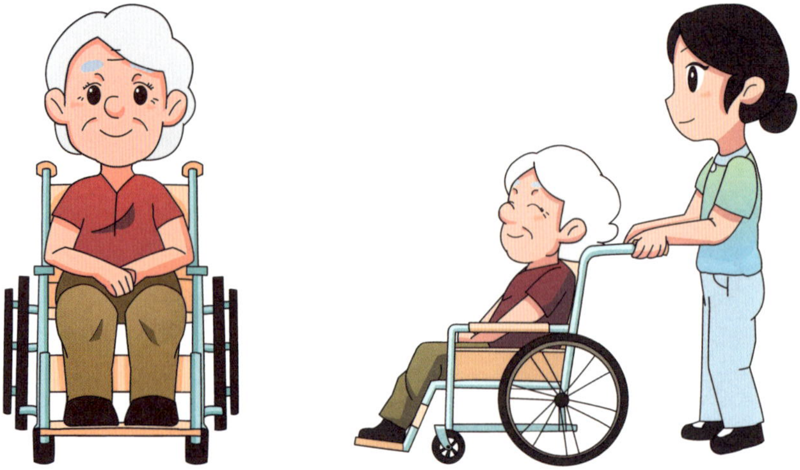

7. 轮椅前进与后退。协助患者坐在轮椅上，为患者系好安全带后，松开轮椅两侧手刹，推动轮椅前进与后退。

（1）轮椅前进。指导患者身体前倾，保持平衡，双眼注视前方，肘关节微屈。若患者自行操作轮椅，应手握轮环，双臂同时用力向前转动轮环，使轮椅前行，重复上述动作。

（2）轮椅后退。指导患者身体前倾，保持平衡，双眼注视前方，肘关节微屈。若患者自行操作轮椅，应双臂同时用力向后转动轮环，身体稍微往前倾，使轮椅缓慢后退。

8. 轮椅转向。协助患者系好安全带后，松开轮椅两侧手刹，推动轮椅转向。

（1）轮椅左转。若患者自行操作轮椅，应先将左手置于轮椅的轮环后方，左臂略向外侧旋转，身体重量通过左手传递至车轮内侧。用左手将左侧轮环向后转动，同时右手在正常姿势下将右侧轮环转向前方。

（2）轮椅右转。若患者自行操作轮椅，应先将右手置于轮椅的轮环后方，右臂略向外侧旋转，身体重量通过右手传递至车轮内侧。用右手将右侧轮环向后转动，同时左手在正常姿势下将左侧轮环转向前方。

9. 轮椅上坡、下坡。轮椅上坡时，双手用力推动轮椅前行。轮椅下坡时，使轮椅靠背在前，慢慢下坡。要学会灵活使用手刹，以便轮椅失控时尽快停止。

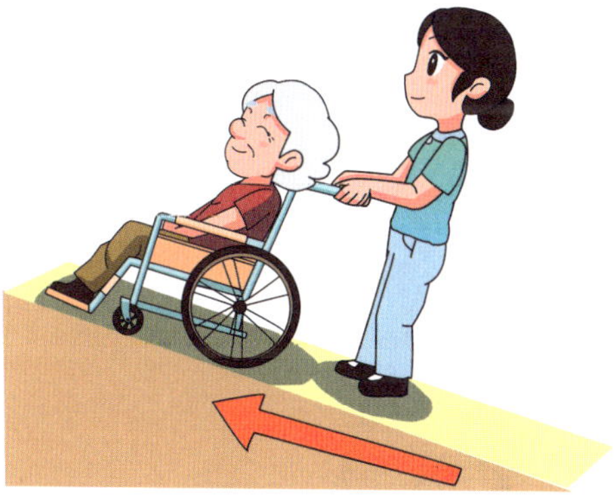

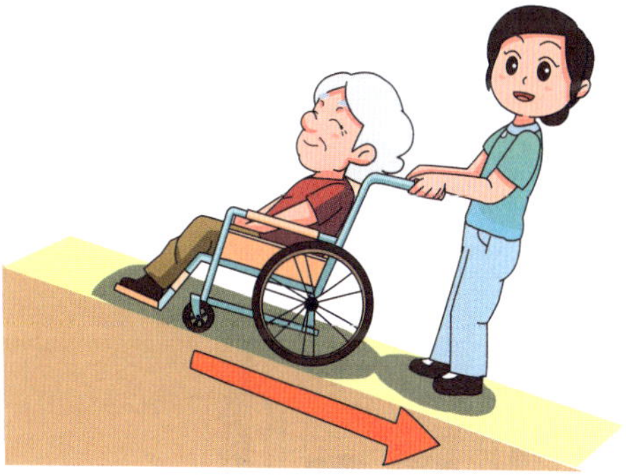

10. 轮椅减压训练。协助患者将躯干前屈侧倾，使一侧臀部离开坐垫 30 秒，休息片刻后，用同样的方法抬起另一侧臀部，使左、右臀部交替减压。

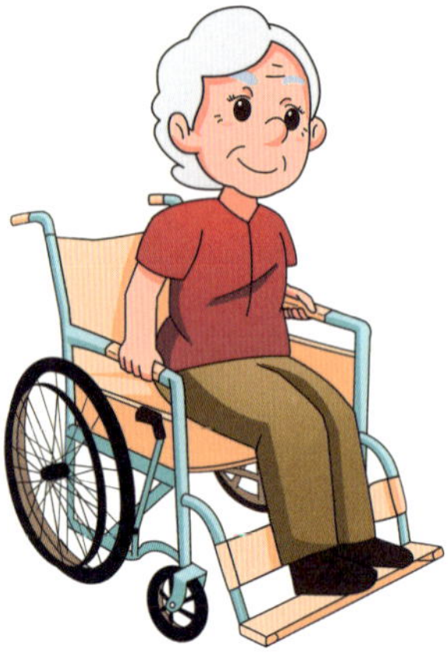

小贴士

（1）为了避免患者长时间坐轮椅导致皮肤受压破损，每隔 15 ～ 30 分钟要进行减压训练，每次减压 30 秒。

（2）使用轮椅前一定要检查轮椅的性能，使用轮椅时应系好安全带。轮椅转移时注意安全，推动轮椅时速度要慢，停止时要拉好手刹。

（3）搬运患者时动作轻稳，确保患者安全、舒适。

（4）推行轮椅时注意观察患者的病情变化及周围环境。

思考题

1. 使用轮椅时，如何确保安全？

2. 乘坐轮椅外出时，患者出现头晕等情况应如何处理？

（赵先旺、邓玲玲、唐敏、刘恩延）

第七节　腋杖的使用

学习目标

（1）了解腋杖使用的目的及意义。

（2）熟悉腋杖的结构。

（3）掌握腋杖的使用方法。

腋杖主要用于步态不稳、下肢不等长、一侧下肢不能支撑或步行能力下降的患者，如瘫痪、下肢肌肉功能损伤和肌力偏弱或下肢骨折恢复期的患者。腋杖可以提高老年人行走的稳定性与安全性，减轻下肢承重负担，辅助康复训练与恢复过程，同时可以提升老年人的生活质量与自理能力，增强老年人的自信心与社交融入感。但是痴呆、认知低下的老年人不能独立使用腋杖。

案例：患者桂奶奶，女，70 岁，3 号床，因“被重物砸伤致左小腿胫腓骨中段骨折内固定术后 7 天”入院进行康复治疗，右腿活动正常，双上肢肌力正常，目前病情稳定，生活大部分自理。作为一名医疗护理员，应如何指导桂奶奶正确使用腋杖？

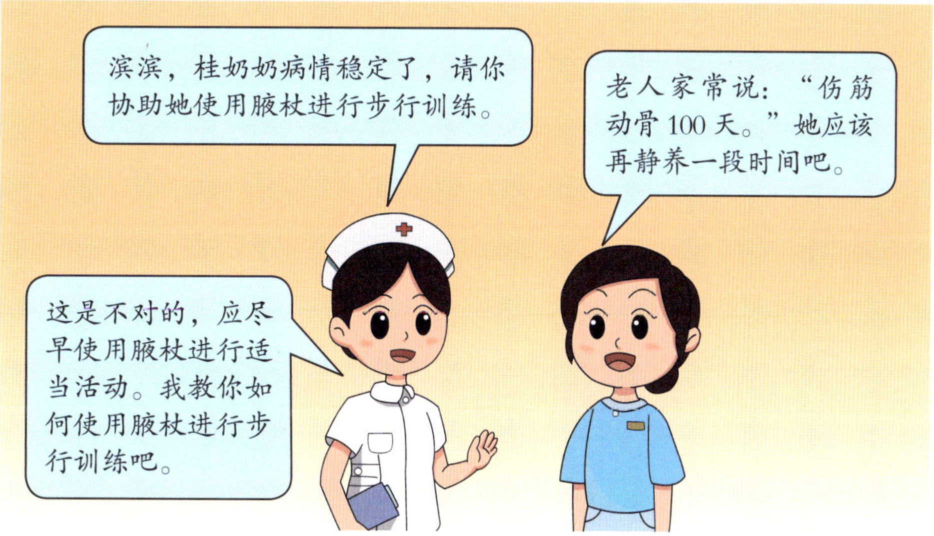

用物准备：腋杖、有扶手的椅子、洗手液等。

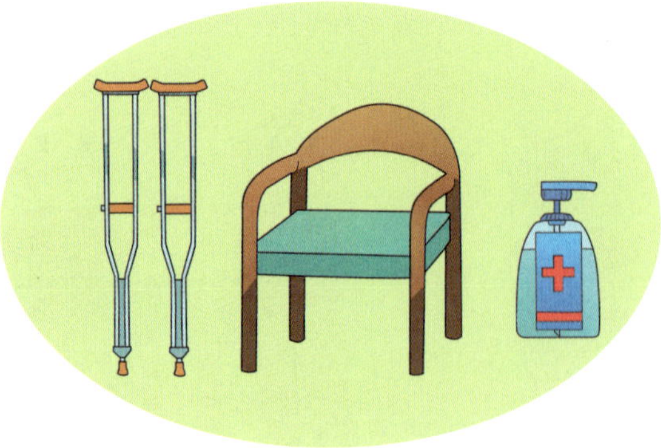

操作步骤

1. 沟通。向患者解释操作的目的，取得患者的配合，态度和蔼，语言亲切。

2. 环境准备。环境应宽敞、安全、无障碍，地面平整、干燥，灯光明亮。

3. 腋杖准备及测量方法。检查腋杖各部件的连接是否完整、安全，协助患者调节好腋托及把手的高度，腋托一般调至距离腋窝 3 ～ 5 厘米，把手一般调至与患者股骨大转子齐平的位置，便于患者步行时，得到更好的支撑。最简单的测量方法是用身高减 41 厘米，得到的数值即腋杖的长度。

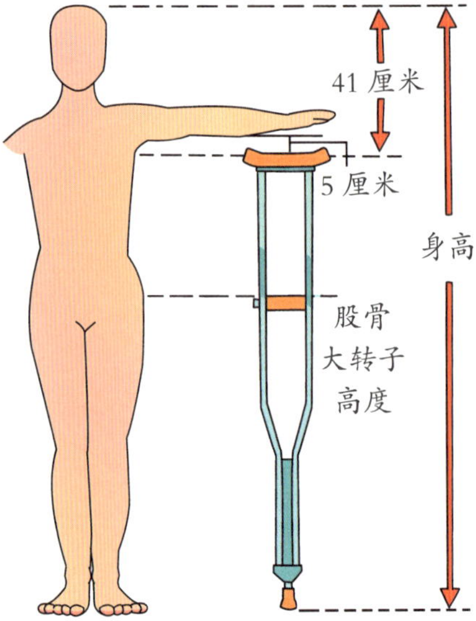

4. 站立。协助患者双手扶住有扶手的椅子，连同健侧下肢一起用力站起来。待身体站稳后，将腋杖分别置于两侧腋下，双手握紧腋杖的把手。

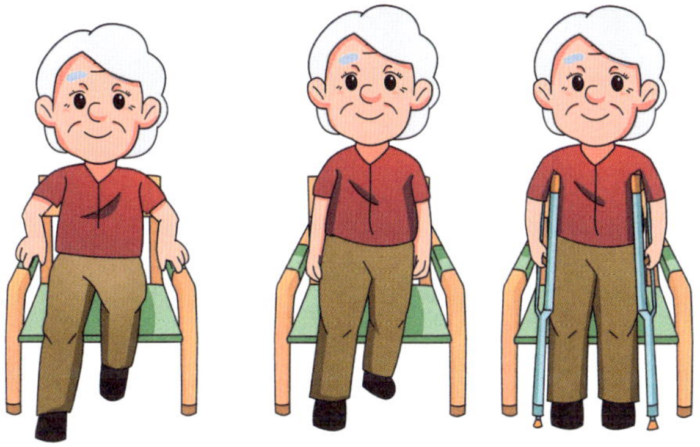

5. 行走。协助患者将腋杖向前伸出，随后迈出患侧下肢，注意患侧暂不负重，然后利用双上肢的力量及腋杖支撑身体的重量，再迈出健侧下肢，如此循环操作。

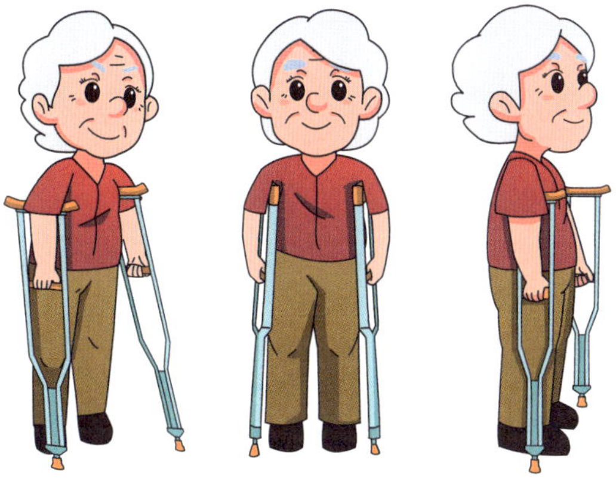

6. 上楼梯。协助患者平稳地站立，先将健侧下肢往上一步，然后将腋杖向上一步，最后患侧下肢跟进，如此循环操作。

7. 下楼梯。协助患者平稳地站立，先将腋杖向下一步，然后患侧下肢跟进，最后健侧下肢跟进，如此循环操作。

8. 站与坐的转换。协助患者背对一张带扶手的固定椅子，嘱患者一手拿着腋杖，另一手往后摸到椅子后慢慢坐下，然后把腋杖倒过来放在身边够得着的地方，避免腋杖滑倒。站起来时，协助患者将身体向前缓慢移动，将腋杖放到患侧的手上，撑起身体，同时用健腿来支撑身体重量。

小贴士

（1）正确使用腋杖可以最大限度地保护患肢，尽早恢复正常步态，同时在操作时保证上肢不受额外损伤。

（2）使用腋杖时，需调节腋托高度，腋托距离腋窝 3～5 厘米。把手高度应与患者股骨大转子齐平。用身高减 41 厘米，得到的数值即为腋杖的长度。

（3）使用腋杖前应评估患者的平衡能力、下肢负重能力、上肢的力量及病情。

（4）在使用腋杖的过程中，应注意观察患者腋下的皮肤，防止皮肤破损。告知患者要使用腋杖时需注意安全，避开易滑地面，眼睛注视前方地面，确保前方没有障碍物才能向前行走，防止跌倒。

（5）使用腋杖行走的时间应以患者不感到疲劳为宜。

思考题

使用腋杖时，要做好哪些安全防范措施？

（赵先旺）

第八节　平车的使用与搬运

学习目标

（1）了解平车使用的目的及意义。

（2）熟悉平车使用的注意事项。

（3）掌握平车使用及搬运的方法。

平车作为一种常用的医疗转运工具，具有转运便利、保护患者、提高效率、维持治疗、减轻劳动强度、保障安全和增强舒适度等作用。对于失能或不方便起床的患者需要转移时，医疗护理员可以使用平车进行操作，以提高患者的转运效率和安全性，为他们的治疗和康复提供更好的支持与保障。

案例：患者桂奶奶，女，70岁，3号床，因“高血压头晕、头痛两天”入院，神志清醒，能正常对答，入院后血压偏高，药物干预后未见明显下降，头晕、头痛伴坐起后加重，入院后未曾自行下床活动，现遵医嘱外出做头颅CT检查。作为一名医疗护理员，应如何使用平车护送桂奶奶外出检查？

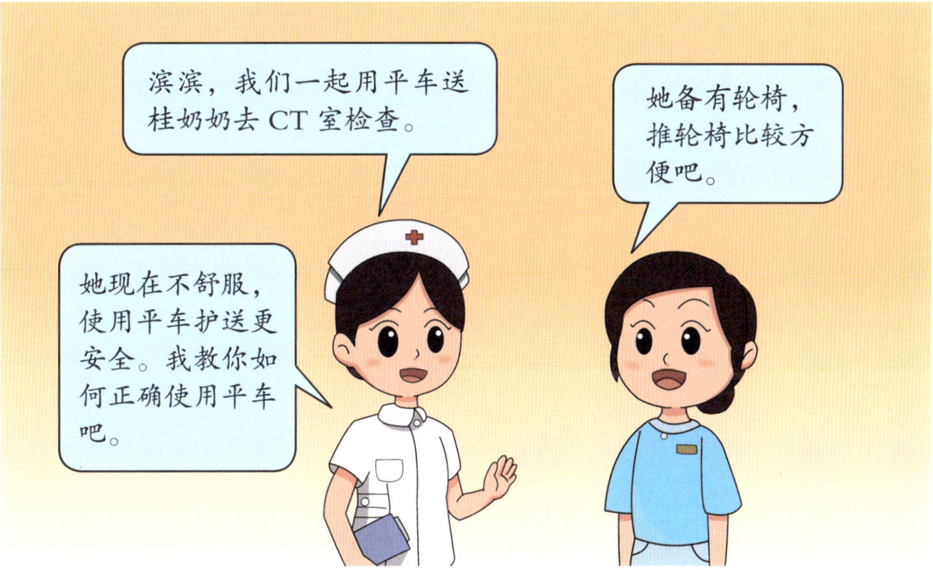
滨滨，我们一起用平车送桂奶奶去CT室检查。
她备有轮椅，推轮椅比较方便吧。
她现在不舒服，使用平车护送更安全。我教你如何正确使用平车吧。

用物准备：平车，必要时准备过床器、大浴巾或中单以及检测患者生命体征的设备，如血氧夹、血压计等，外出时准备毛毯或盖被。

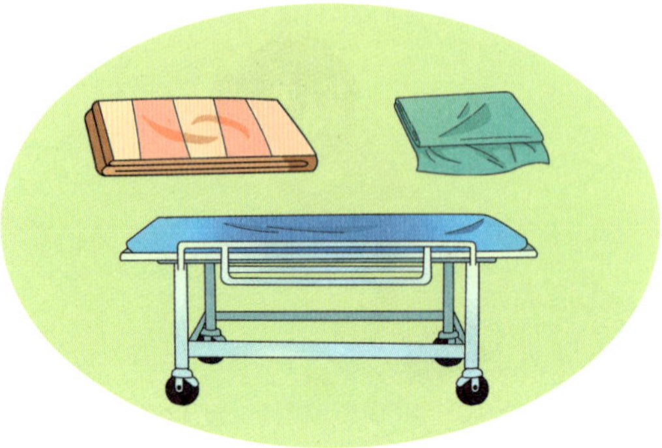

操作步骤

1. 环境准备。环境应宽敞、安全、无障碍，地面平整、干燥，灯光明亮。

2. 患者评估。评估患者的病情、意识状态、肢体肌力、配合能力等。了解患者有无约束及各种管路情况。

3. 平车准备。检查平车的性能，如刹车、护栏、轮子等是否完好。为了保留足够的空间进行操作，应先将床边的桌椅移开，再将平车推至患者床边，与病床平行，并固定好平车。

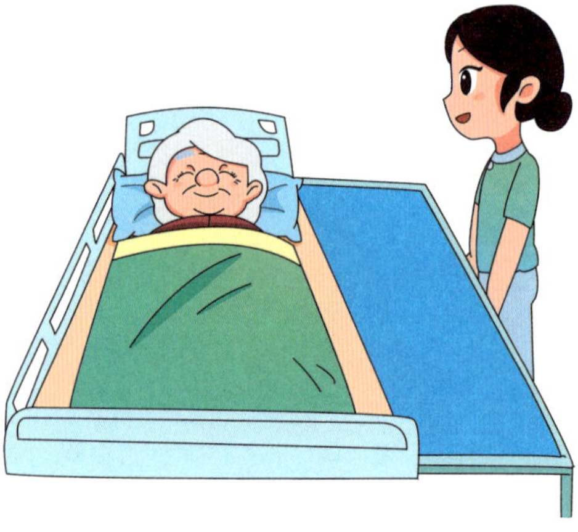

4. 将患者转移至平车上。

（1）一人搬运法。一人搬运法适用于儿科患者或体重较轻的患者。①松开盖被，协助患者穿好衣服，将患者移至床边。②协助患者屈膝，并将患者双臂交叉于操作者的颈后。③一只手臂穿过患者腋下至对侧肩部外侧，另一只手臂伸至患者大腿下，将患者抱起来，并轻轻放于平车上。

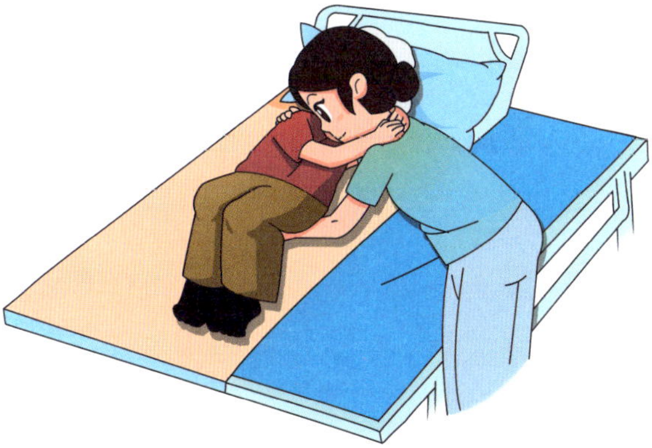

（2）两人搬运法。两人搬运法适用于不能自行活动或体重较重者。①松开被子，协助患者穿好衣服。②两人分别站在床的两侧，松开床单，将患者移至床边。③其中一人一手托住患者颈肩部的床单，另一手托住患者腰部的床单；另一人一手托住患者臀部的床单，另一手托住患者腘窝处的床单，使患者身体稍向一侧倾斜。④两人同时用力抬起患者，将患者移向平车，并轻轻放于平车上。

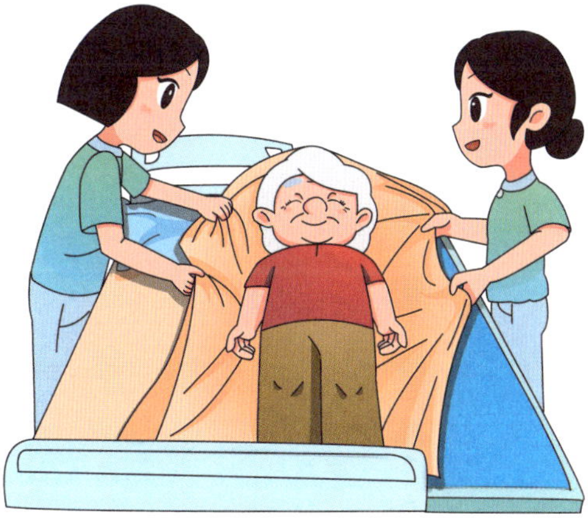

（3）三人搬运法。三人搬运法适用于不能自行活动或体重较重者。①松开被子，协助患者穿好衣服。②两人站于平车一侧，另外一人站于病床一侧，并松开床单。③一人抓住患者颈肩、腰部处的床单，一人抓住患者臀部、腘窝处的床单，一人抓住患者颈肩、腰部处的床单，三人同时用力将患者抬离床面，并移至平车上。

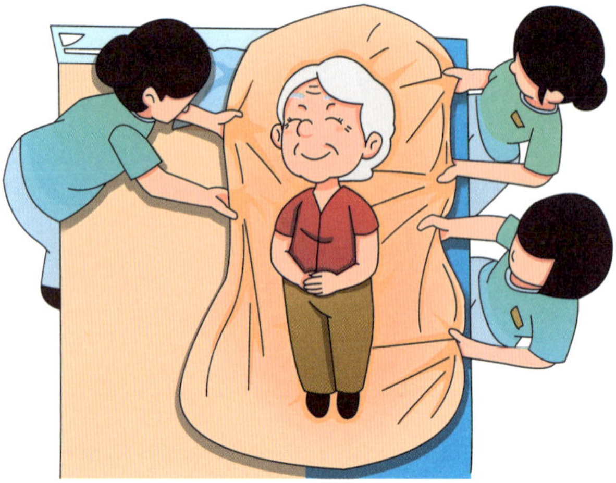

5. 平卧。协助患者取平卧位，询问患者有无不适，为患者盖好被子，拉起平车两侧的护栏，松开刹车。

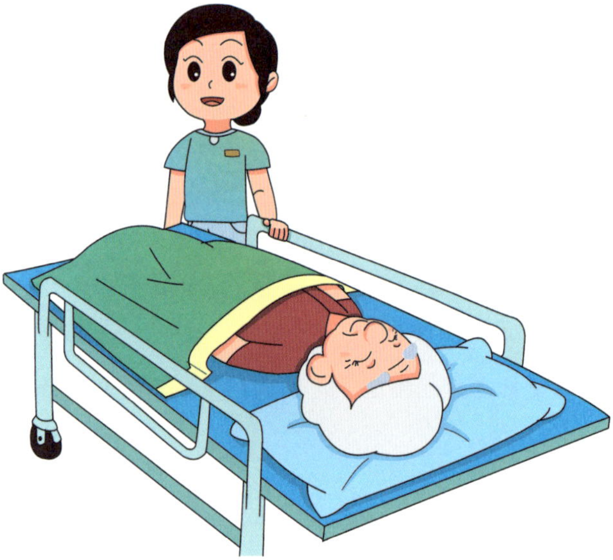

6. 平车行进。平车一般需两人推动，一人在前面控制方向，另一人在后面平稳推动。上坡时患者的头部在前，下坡时患者的头部在后，并保持患者头部始终处于高处。在平车行进的过程中，对于清醒的患者，应注意询问患者有无不适；对于昏迷的患者，应注意观察患者的生命体征。

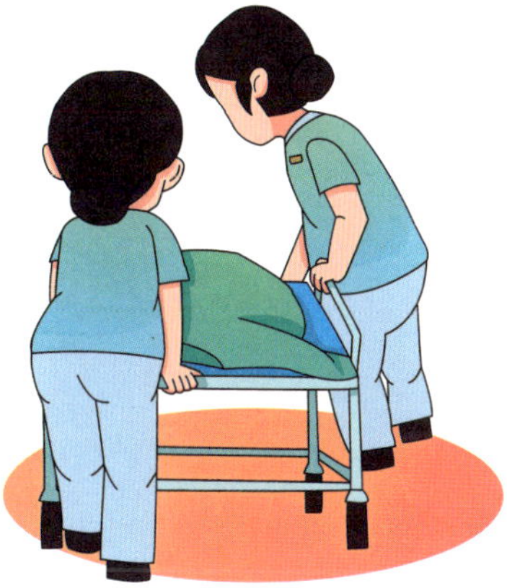

小贴士

（1）骨折或病情严重的患者应在医护人员的指导下使用平车。

（2）推行平车时，一人应站在患者的头侧，随时询问患者的感受，观察患者的病情。遇到通行困难的情况，可请求他人帮助。

（3）使用平车护送患者时，应将患者的头部置于平车大轮端的一侧，以减轻颠簸与不适。此外，将患者抬上平车或抬离平车时要踩刹车并固定平车。

（4）使用平车搬运时，如果患者留置管道，注意检查管道的固定情况，确保管道固定稳妥。如果患者留置引流袋，应及时倾倒袋中的引流液，同时暂时夹闭管道，避免发生反流而造成感染。

（5）使用平车搬运患者时，动作要轻、稳且协调一致，确保患者安全、舒适，尽量使患者靠近搬运者，以达到节省体力的目的。

思考题

腰椎骨折患者使用平车时，需注意什么？

（赵先旺、何丽）

第九节　保护用具的使用

学习目标

（1）了解保护用具使用的目的及意义。

（2）熟悉保护用具的适用范围。

（3）掌握保护用具的使用方法。

老年人常因疾病的影响易出现认知障碍、烦躁不安、自残或伤害他人的行为。正确、有效地使用保护用具可以保护患者的安全，防止患者发生非计划性拔管等意外情况。常用的保护用具有约束带、约束手套等。

案例：患者桂奶奶，女，70 岁，3 号床，因“车祸导致脑部损伤术后 10 余天”入院 5 天，生命体征较平稳，留置胃管、气切套管、尿管等管道。桂奶奶常嗜睡，有时较烦躁，经常试图自行拔管。作为一名医疗护理员，应如何防止桂奶奶拔管？

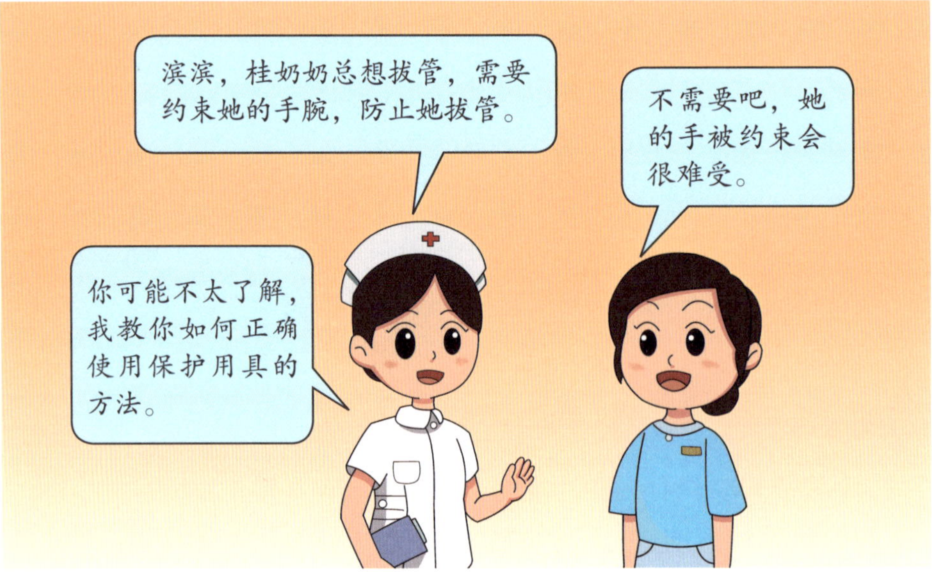
滨滨，桂奶奶总想拔管，需要约束她的手腕，防止她拔管。
不需要吧，她的手被约束会很难受。
你可能不太了解，我教你如何正确使用保护用具的方法。

用物准备：约束带、约束手套等。

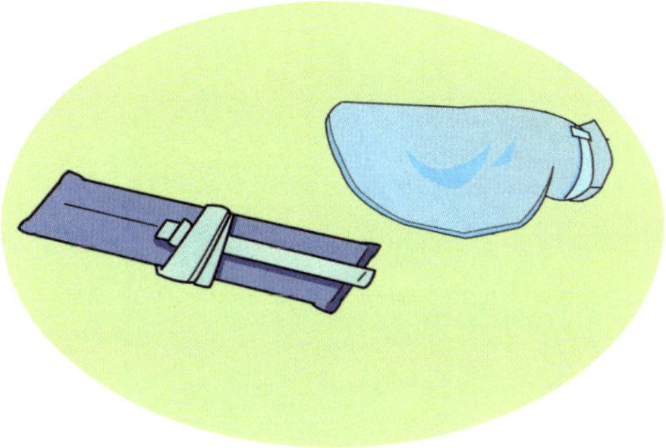

操作步骤

1. 沟通。告知患者及家属实施约束的目的、方法和持续时间，使患者及家属理解使用保护用具的重要性和安全性，征得对方同意后方可使用保护用具。

2. 评估约束部位。评估患者皮肤的色泽、温度、有无破损，注意避开伤口；评估患者的病情、意识状态及肢体活动度。

3. 约束患者。

（1）约束带。检查约束带是否完好，暴露患者腕部，将约束带的宽大海绵部分环绕患者的腕部。根据患者手腕的粗细程度，对约束带的魔术贴进行调节，使其松紧度以可塞入 1 ～ 2 个手指为宜，将约束带系于床栏上并打活结。

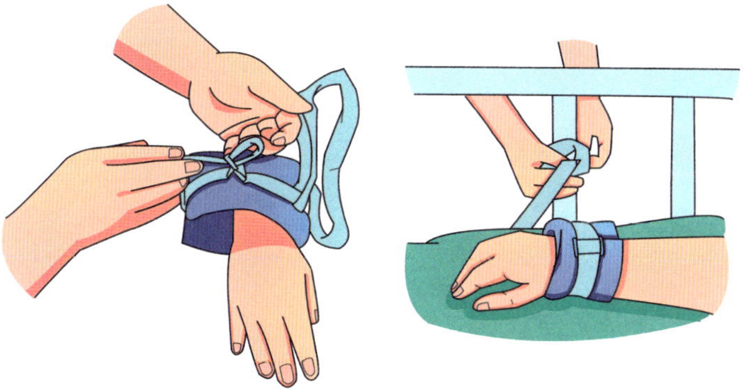

（2）约束手套。将患者手指分开，手心位于硬板面，手背位于镂空面，腕部用魔术贴固定，将固定长带环绕患者手腕数圈后打结，松紧度以可塞入 1 ～ 2 个手指为宜，然后用固定长带将其固定于床栏边，并在患者不能接触到

的地方打活结，注意打结处不能滑动。

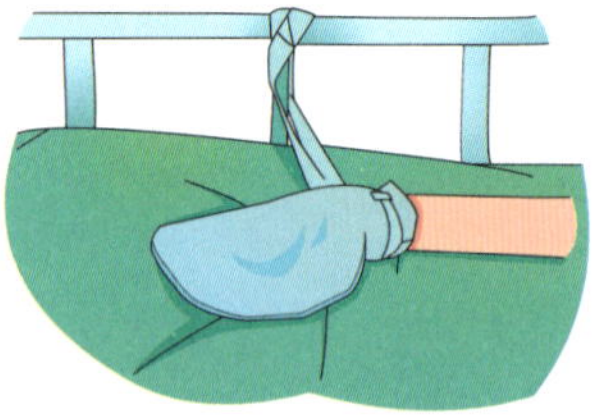

4. 调整舒适体位。协助患者调整舒适体位，为患者盖好被子。

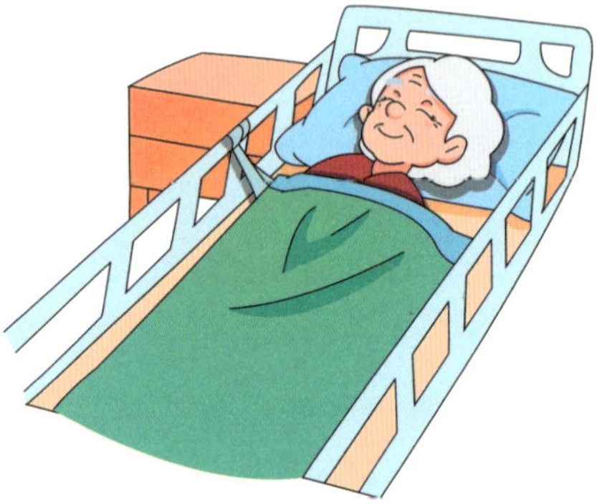

小贴士

（1）使用棉质约束带或约束手套对患者进行约束，约束长带预留一定的长度，使肢体保持功能位，可双手各于一侧或同侧约束，但双手不能交叉。

（2）在约束过程中，准确评价约束带的使用情况并详尽记录。严格执行交接班制度，交接内容包括约束原因、约束时间及约束带的数量。定时查看约束的手腕处，保证其安全、舒适。

（3）保护性约束属制动措施，使用时间不宜过长。待患者病情稳定或治疗结束后，应及时解除约束。对于需较长时间约束者，应每 2 小时松解约束带 1 次，并活动其肢体。约束期间，应密切观察约束部位的皮肤情况。

思考题

对患者进行约束时需注意什么？

（赵先旺）

第四章
安全管理技能

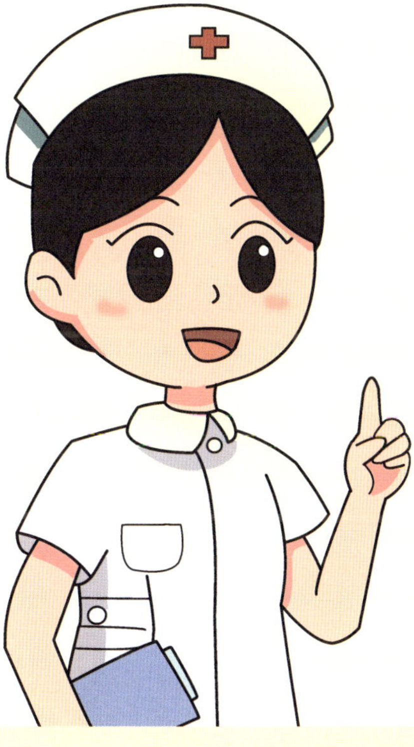

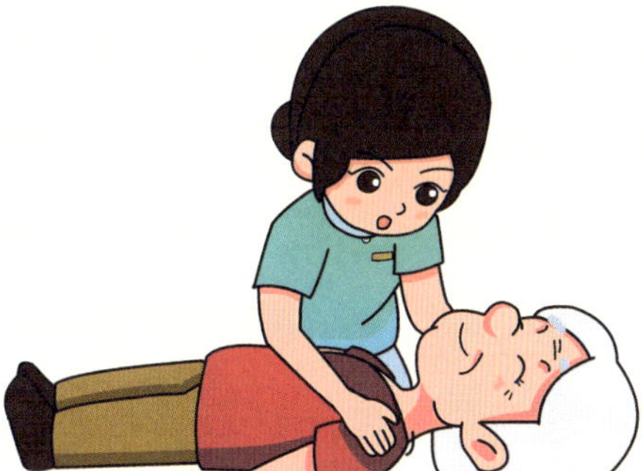

扫码获取更多资源　扫码观看独家视频

第一节　跌倒的防范

学习目标

（1）了解老年人跌倒的危险因素。

（2）熟悉老年人跌倒的危害。

（3）掌握老年人跌倒的预防措施。

据统计，每年约有 1/3 的老年人发生跌倒，其中 50% 会再次跌倒。随着年龄的增长，跌倒的发生率也随之增加，并往往会导致不同程度的损伤，最常见的严重损伤包括头部外伤、腕部骨折、脊柱骨折和髋部骨折。对于 65 岁及 65 岁以上的老年人，跌倒是致命或非致命损伤的首要病因，会影响老年人的日常活动及独立生活能力，增加家庭及社会负担。因此，医疗护理员在日常照护中应采取有效措施，预防老年人跌倒。

案例：患者桂奶奶，女，70 岁，3 号床，因头晕 3 天入住心血管内科。既往有高血压、糖尿病等病史，平时喜欢到处走动。作为一名医疗护理员，应如何指导桂奶奶在行走时防止跌倒？

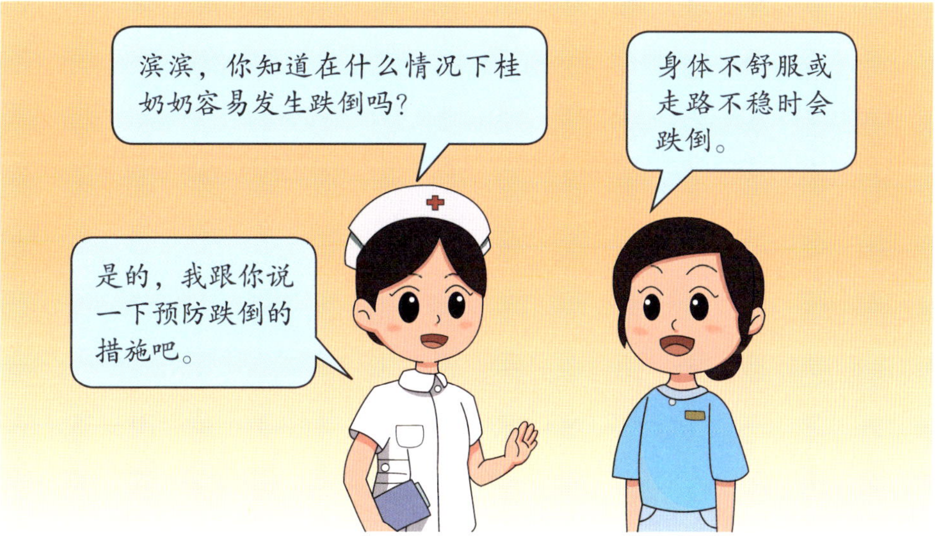

跌倒预防的措施有以下方面：

（1）病床下面有 4 个活动的轮子，一般情况下都是制动的状态，不要随意打开刹车。

（2）对于躁动、意识不清的患者，应拉起床栏，必要时采用保护性约束，如需下床活动，不可翻越床栏，应先放下床栏，在家属及陪护人员协助下才可下床活动。

（3）告诉老年人，当有任何不适或需要帮助时，应按床头铃；如厕时有紧急事件，应按急救铃，医疗护理员应立刻赶到老年人的身边。

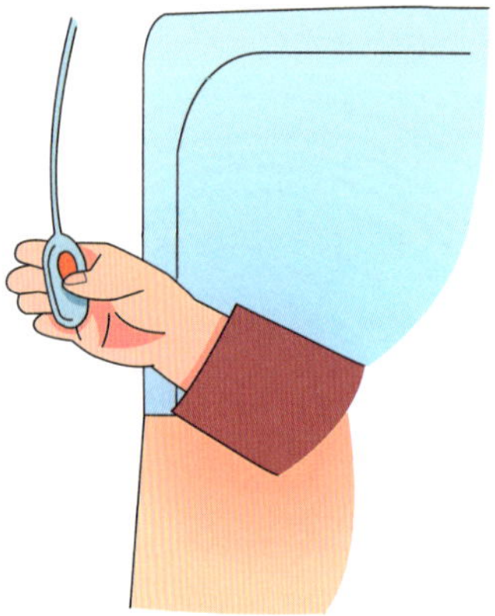

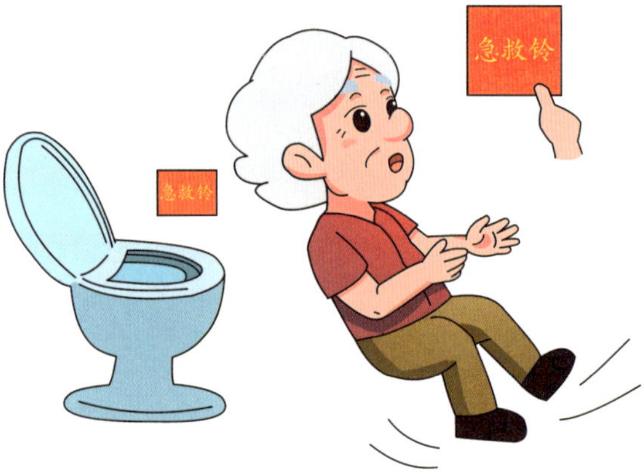

（4）在病区活动时，应穿上防滑拖鞋。裤脚应长短适中，以免行走时踩到裤脚发生跌倒。腋杖或其他助行工具要放在患者触手可及的位置。

（5）保持卫生间、走廊的地面清洁、干燥，如发现地面潮湿有水迹，应绕行并通知工作人员。

（6）清扫地面时，应有醒目防滑标识，并及时清除地面上的积水、油渍、果皮等。

（7）偏瘫、年老体弱的患者在如厕或沐浴时一定要拉好扶手，沐浴后应及时清扫地面。

（8）将常用物品放在桌子的就近处，便于患者拿取。

（9）起床时，要牢记“三部曲”。

第一步平躺 30 秒：睡醒后先不要着急起床，而是平静地躺 30 秒，让大脑从睡眠状态中清醒过来。

第二步坐起 30 秒：在确认自己已经清醒后，缓慢地坐起来，坐在床边保持 30 秒，让身体逐渐适应体位的改变。

第三步站立 30 秒：坐起 30 秒后缓慢地站起来，保持站立姿势 30 秒，确保身体已经完全清醒并且没有不适感，就可以开始一天的活动了。

（10）不要坐着睡觉，夜间起床时要有人陪伴。

（11）确保病房内、楼道拐弯处等地有充足的光线再行走。在走廊活动时，要靠近走廊扶手行走。

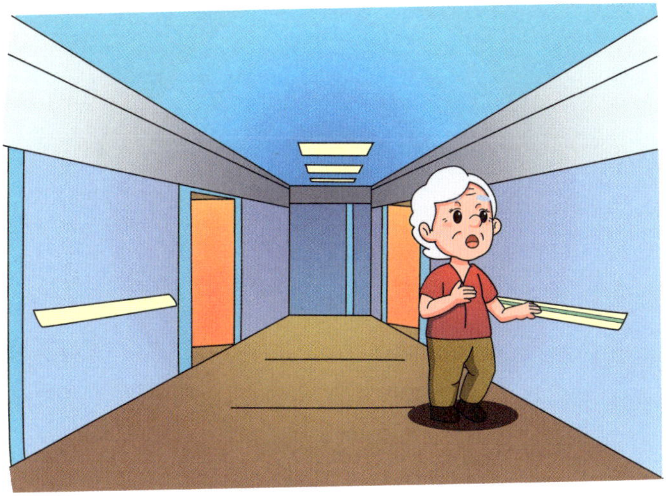

（12）对于步态不稳、行动不便的患者，需在他人陪同下使用助行器行走。在行走过程中，如果出现头晕，请勿再次行走，应立即原地蹲下或靠墙站立，寻求帮助。

（13）坐轮椅时，须系好安全带，停下时踩好刹车，并有专人陪护。

（14）轮椅上坡时应坐稳，身体前倾，使重心前移，同时让推行者用双手及肩背部力量推轮椅上坡。轮椅下坡时，让推行者倒退轮椅行走。过门槛或上台阶时应翘起前轮，同时让患者头部和背部后倾，抓好扶手，并保持身体平衡。

（15）服用特殊药物时，应严格按照医嘱服用。

（16）家属及医疗护理员应时刻关注患者，切勿沉迷手机，防止患者跌倒。

（17）为了安全起见，禁止在洗手池中洗脚。

（18）特殊人群如认知障碍、行走不便、高危跌倒患者，不可单独行走，需有人陪同。

小贴士

（1）老年人平衡功能差，使用特殊药物如降压药、降糖药、镇静催眠药等，发生脑出血、脑梗死等疾病，环境光线不足、有障碍物或水渍等，都可能会造成老年人跌倒。

（2）老年人应定期进行身体检查，确保健康状况良好，可以预防跌倒。

（3）老年人要加强膳食营养，保持均衡饮食，适当补充维生素 D 和钙剂，增强骨骼强度，降低跌倒后的损伤程度。

（4）老年人不慎跌倒后，不要急于移动，轻者可进行局部冰敷，严重者应及时就医。

（5）跌倒的危险因素包括年龄≥ 65 岁的老年人，无人照顾的患者，有跌倒史、营养不良、虚弱、头晕者，肢体功能障碍、步态不稳者，服用影响意识或活动的镇静催眠药、降糖药、利尿药等患者，意识障碍、睡眠障碍、失去定向感的患者。

思考题

1. 什么体育锻炼能提高老年人的平衡能力？
2. 老年人跌倒后应该怎么做？

（黄丽红、韦玲、薛兰芳、谢筱涵）

第二节　噎食的防范

学习目标

（1）了解老年人发生噎食的原因。

（2）掌握老年人噎食的预防措施。

噎食是指食物阻塞咽喉部或卡在食道的某一狭窄处，甚至误入气道而引起呛咳、呼吸困难、窒息。因噎食致死者可发生在任何年龄段，其中 75% 左右为老年人。老年人在进食过程中因牙齿残缺、咀嚼能力和注意力下降、脑动脉硬化、食管癌、反流性食管炎、吞食过快、食物过硬或过黏等容易发生噎食。医疗护理员应掌握老年人安全进食的照护技能，防止噎食的发生，从而避免意外的发生。

案例：患者桂奶奶，女，70 岁，3 号床，吃饭的时候总是习惯狼吞虎咽的，喜欢一边看电视一边吃饭，还喜欢和滨滨护理员兴高采烈地讨论电视情节。这样的习惯有什么隐患呢？

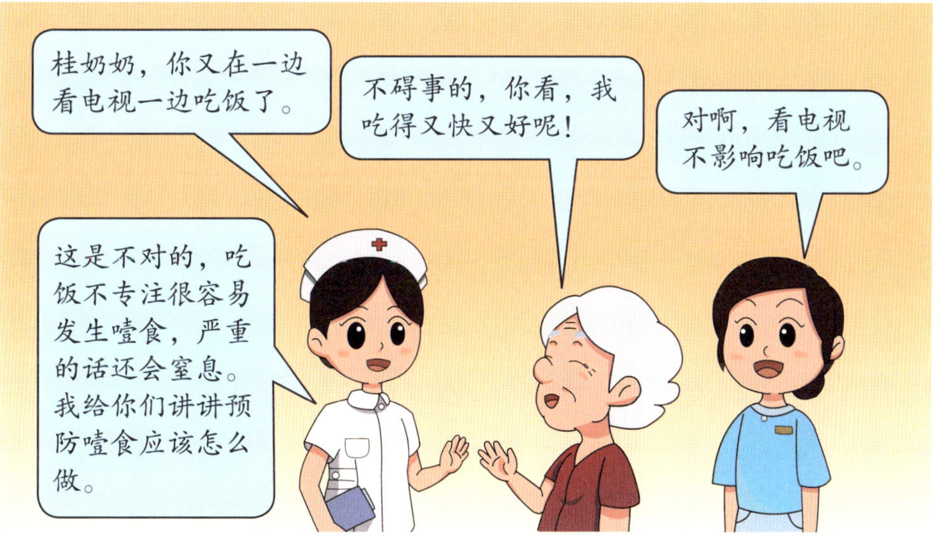
桂奶奶，你又在一边看电视一边吃饭了。
不碍事的，你看，我吃得又快又好呢！
对啊，看电视不影响吃饭吧。
这是不对的，吃饭不专注很容易发生噎食，严重的话还会窒息。我给你们讲讲预防噎食应该怎么做。

1. 选择合适的食物。尽量选择细碎或半流质的食物，少吃容易噎呛的食物以及黏稠等不易吞下的食物。

2. 吃饭时取坐位或半卧位。坐好再吃饭，坐姿可以稍微前倾。头部往下，气管开口较小，可减少噎食的发生。

3. 吃饭要专心。吃饭时要集中注意力，避免看电视、多说话，更不能大声说笑。

4. 吃饭要细嚼慢咽。吃饭时切勿狼吞虎咽，大块食物要进行小口分食，把饭吃好又吃饱，细嚼慢咽少不了。

小贴士

（1）避免给老年人食用果冻或糯米制品，如粽子、年糕等容易发生噎呛的食物。饭后应保持坐位或半坐卧位至少 30 分钟。

（2）定时指导老年人进行吞咽功能锻炼，促进老年人吞咽功能的康复或延缓吞咽功能障碍，预防噎食的发生。吞咽功能锻炼如面部肌肉锻炼、舌肌运动锻炼、软腭锻炼等。

思考题

1. 老年人出现哪些情况有可能发生噎食？

2. 老年人吃饭时，应该多喝水吗？

（黄丽红、韦玲、薛兰芳）

第三节　海姆立克急救法

学习目标

（1）了解气道异物梗阻急救的目的及意义。

（2）熟悉气道异物梗阻的表现。

（3）掌握海姆立克急救法的操作步骤及动作要领。

老年人常因吞咽功能障碍而发生噎食或异物误入气道，表现为突然呛咳、不能发音、呼吸急促、皮肤发紫，严重者可迅速出现意识丧失，甚至呼吸和心跳停止。海姆立克急救法是通过冲击迫使肺部受压，利用肺内的残留气体将气道内的异物冲出，从而挽救患者的生命。

案例：患者桂奶奶，女，70岁，在进食龙眼的过程中出现呼吸困难、面色潮红，双手紧紧抓住自己的脖子，呈极度痛苦面容，疑似气道异物梗阻。作为一名医疗护理员，应如何为桂奶奶进行急救？

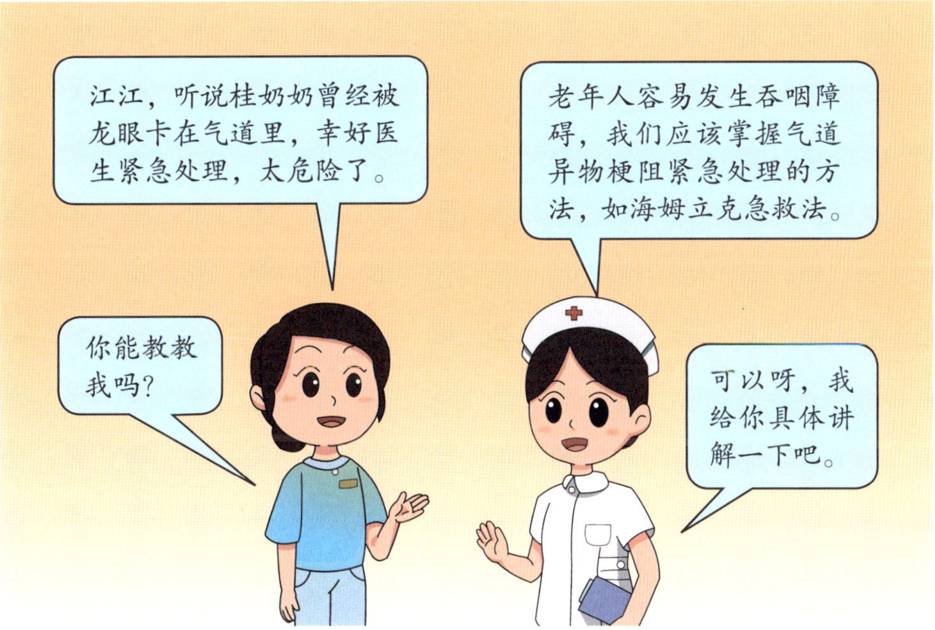

操作步骤

1. 识别气道异物梗阻。患者出现海姆立克征象，即双手呈 V 字形，紧贴于胸、颈部，以示痛苦和求救。当患者仍有意识时，应询问患者“你被东西卡了吗？”若患者无法回答，则观察有无气道梗阻征象，以辅助判断是否为气道异物梗阻。气道异物梗阻表现为患者面容痛苦，双眼直瞪；微弱、无力的咳嗽或完全没有咳嗽；吸气时出现尖锐的噪声或完全没有噪声；呼吸困难；口唇发绀。

2. 呼救。请旁人帮忙并拨打急救电话，请求快速支援。在病房内可快速按呼叫铃。

3. 清除呼吸道异物。清除患者口腔内多余的食物及口鼻分泌物，开放气道。如果患者牙关紧闭，可用压舌板等撬开口腔，取出食物。

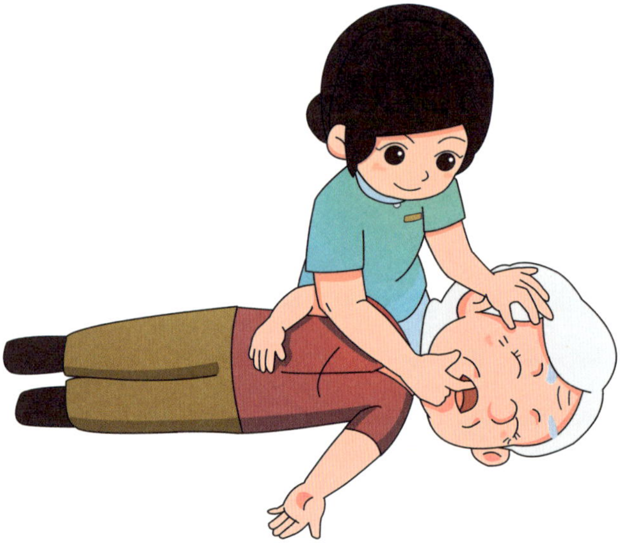

4. 冲击肺部。

（1）立位腹部冲击法。立位腹部冲击法适用于身高、体型在医疗护理员能环抱腹部的患者，可用“剪刀—石头—布”的方式，使患者处于前倾位，头部略低，嘴张开。医疗护理员站在患者身后，双手环绕患者腰部，一手握拳（石头），拳眼置于患者肚脐上两横指的腹部（剪刀），另一手包住拳头（布），快速向内、向上用力冲击患者。重复上述动作，直至异物被成功排出。

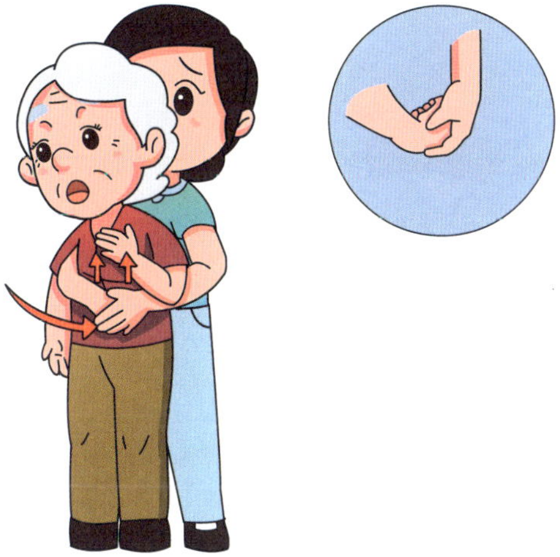

（2）立位胸部冲击法。立位胸部冲击法适用于超出医疗护理员能环抱范围的腹型肥胖患者，方法类似立位腹部冲击法。医疗护理员站在患者身后，双臂从患者的腋窝抱住其前胸，一手握拳并放在患者胸骨中央，另一手包住拳头，然后向后方用力冲击患者。注意不要用力冲击肋骨，以免造成肋骨骨折。

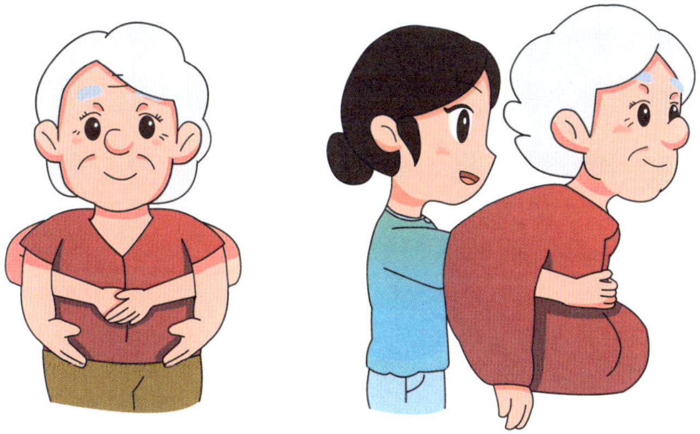

（3）卧位腹部冲击法。卧位腹部冲击法适用于昏迷、卧床、体型远高大于医疗护理员的患者。患者就地平躺在地板或硬板床上，并取仰卧位，充分开放气道。医疗护理员骑跨于患者的髋部，或跪于患者一侧，一手掌根置于患者腹部，位于肚脐和剑突连线脐上2厘米处；另一手置于其上，双手叠握，手指微微撬起，迅速、有力地向内上方冲击患者 5 ～ 6 次，然后检查患者的口腔，如有食物，可用手抠出。

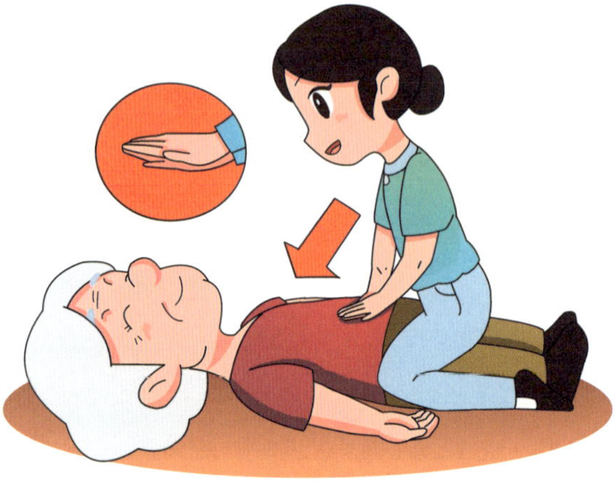

（4）胸外心脏按压。当患者出现呼吸心搏骤停时，应立即对其进行心肺复苏（详见本章第五节心肺复苏术）。胸外心脏按压在辅助心脏泵血时同样挤压到肺部，有望将气道异物排出。

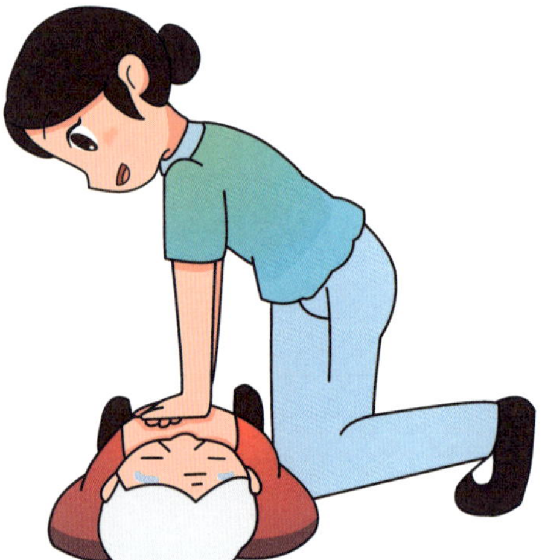

（5）自救式海姆立克急救法。对于清醒且有一定自理能力的患者，应该教会其在独处时发生噎食的自救方法。方法一：一手握拳，用大拇指的一侧顶住肚脐上两横指的地方；另一手握住拳头，迅速用力向内、向上冲击。重复以上动作，直至异物成功排出。方法二：依靠一个固定物体如椅子、栏杆的边缘，用物体的边缘对上腹部施压。重复以上动作，直至异物被成功排出。注意在施压时避免胸、腹腔受压迫而发生破裂。

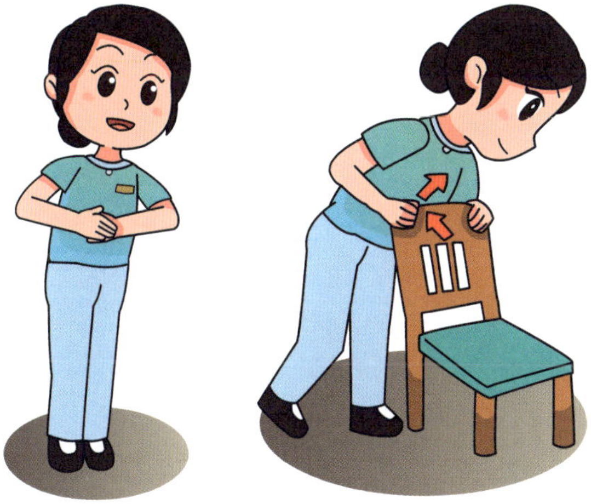

小贴士

（1）对于气道异物梗阻的患者来说，时间就是生命，应根据患者的意识、体型及施救者的能力选择恰当的方式，及时、准确地开展急救。

（2）海姆立克急救法可能引起肋骨骨折、腹部或胸腔内脏的破裂或撕裂等并发症，抢救成功后应及时到医院检查。

思考题

1. 如何判断患者是否发生气道异物梗阻？
2. 哪些食物容易导致气道异物梗阻？

（梁海珍、吕春瑜、黄丽红）

第四节　止血包扎术

学习目标

（1）了解出血的表现。

（2）熟悉止血包扎术的种类。

（3）掌握止血包扎术的操作步骤和动作要领。

出血是最需要急救的急症之一，成人血液占体重的 7% ～ 8%。出血量在 800 ～ 1000 毫升会出现头晕、面色苍白、脉搏增快、血压下降等症状；出血量在 1600 ～ 2000 毫升会危及生命。常用的止血方法有压迫止血法、体位止血法、指压动脉止血法、加压包扎止血法、止血带止血法，可根据具体情况，选择其中一种，也可以同时使用几种止血法，以达到快速、有效、安全的止血目的。

案例：患者桂奶奶，女，70 岁，3 号床，因跌倒后撞到硬物致手臂流血不止。在医护人员到来之前，作为一名医疗护理员，应如何帮助桂奶奶包扎止血？

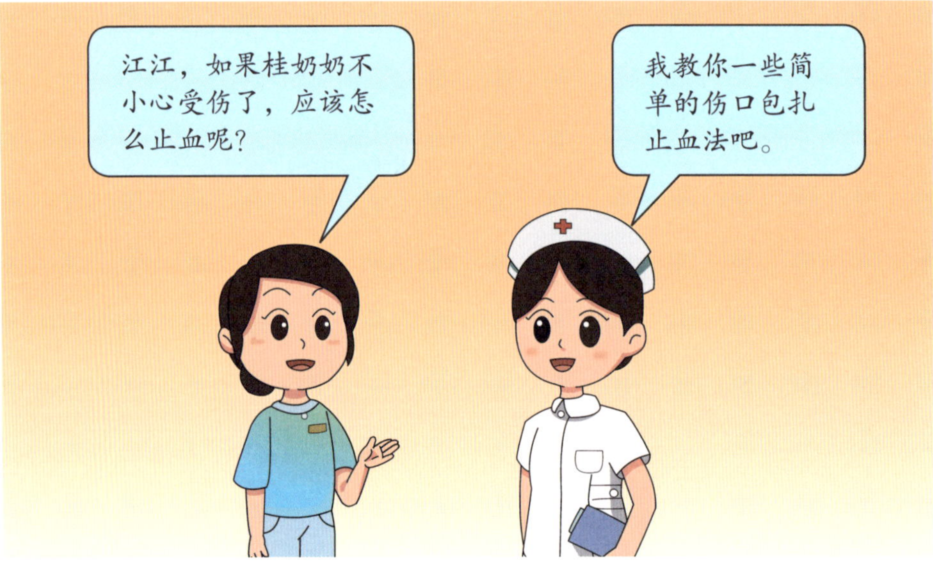
江江，如果桂奶奶不小心受伤了，应该怎么止血呢？
我教你一些简单的伤口包扎止血法吧。

用物准备：毛巾、纱布、绷带、止血带等。

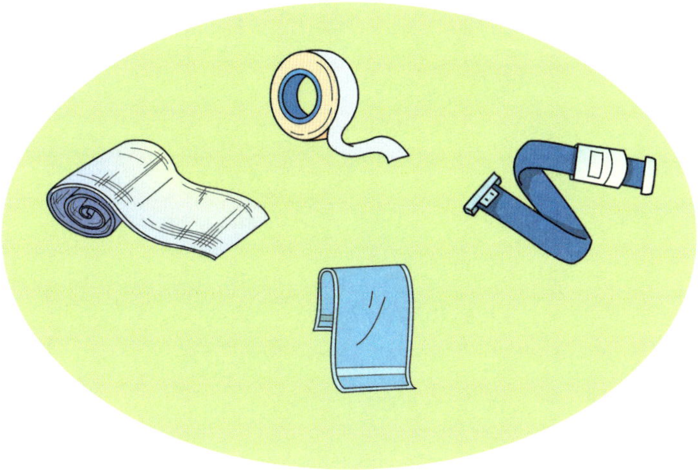

操作步骤

1. 压迫止血。用干净的毛巾或纱布、棉垫包住伤口，然后压迫伤口 5 ～ 10 分钟，达到止血的目的。

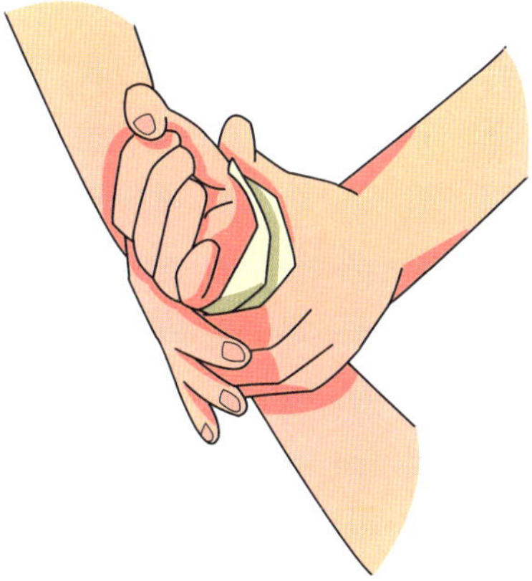

2. 体位止血。抬高伤肢，使受伤处高于伤者心脏的位置，以帮助其减缓出血。

3. 指压动脉止血。在上臂内侧、肘窝附近可触及动脉搏动，该动脉就是肱动脉。找到肱动脉后用拇指和其余四指对捏，按压肱动脉止血。

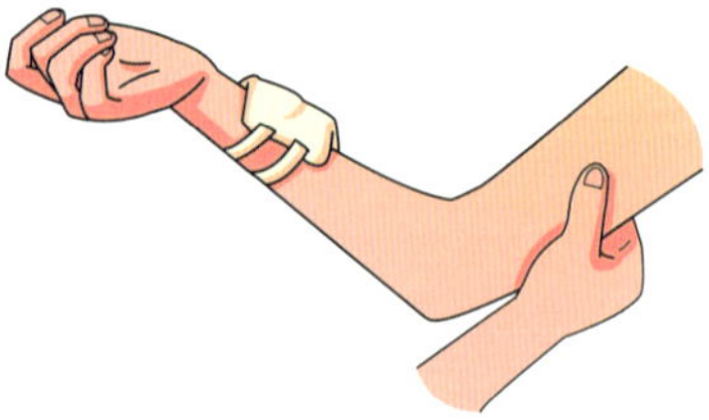

4. 加压包扎止血。伤口覆盖无菌敷料后，用纱布、棉花等折叠成相应大小的护垫，置于无菌敷料上面。然后用干净的绷带或布条，环形加压包扎伤口，松紧度以可以伸入一根手指为宜。绷带环绕第一圈后留一个边角，并折回来；第二圈把边角覆盖，并螺旋向上，使绷带的下一圈与上一圈重叠 1/3，直至把护垫覆盖。包扎完成后，每隔 10 分钟检查手指远端血液运行是否正常。

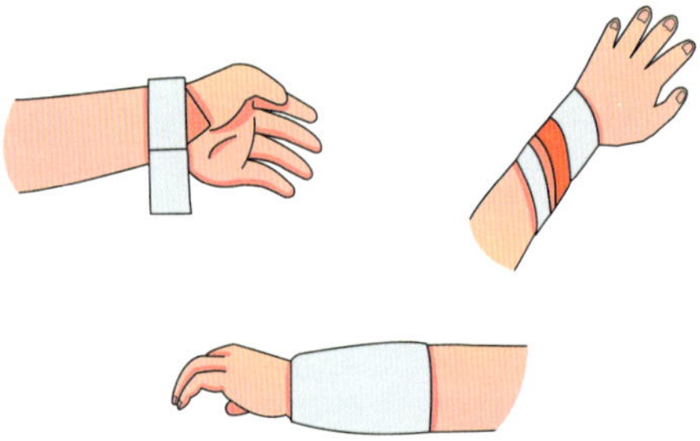

5. 止血带止血。伤口覆盖无菌敷料后，先将毛巾、厚布条或衣物等衬垫缠绕在患者上臂 1/3 处，然后捆扎止血带，最后标记捆扎时间，并且每间隔 0.5 ～ 1.0 小时，松开止血带 1 ～ 2 分钟。如果现场没有止血带，可用宽约 10 厘米的布条、领带或丝巾等捆扎在衬垫上，调整好松紧度后打一个活结，标记捆扎的时间，并定时放松条带。

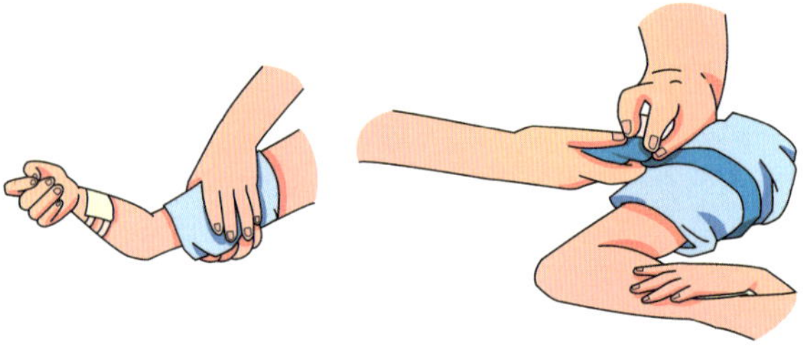

小贴士

（1）及时处理出血的伤口，能够减轻患者的焦虑和恐惧，使患者得到心理上的安慰。

（2）当肢体出血时，应将受伤区域抬高到超过心脏的高度。

（3）外伤包扎时，要注意无菌操作，防止感染。

思考题

1. 在什么情况下应该给患者松开止血带？

2. 指压止血法适用于哪些部位？

（梁海珍、吕春瑜、黄丽红）

第五节　心肺复苏术

学习目标

（1）了解心肺复苏的临床意义。

（2）熟悉心搏骤停的表现。

（3）掌握心肺复苏术的操作步骤及动作要领。

老年人合并基础疾病较多，常因心脏疾病导致心搏骤停，严重威胁老年人的生命健康。心搏骤停表现为心脏机械活动突然停止，患者无反应、无脉搏、无自主呼吸或濒死喘息等，如不能得到及时、有效的救治，可导致死亡。及时为心搏骤停患者实施心肺复苏术，有望使其尽快恢复机体有效的血液循环和气体交换，挽救其生命。

案例：患者桂奶奶，女，70 岁，确诊冠心病 10 年，近期常常出现心绞痛，遂入住心血管科，住院期间突然倒地，随即失去意识，呼之不应。如果您是第一个发现桂奶奶的人应该如何处置？

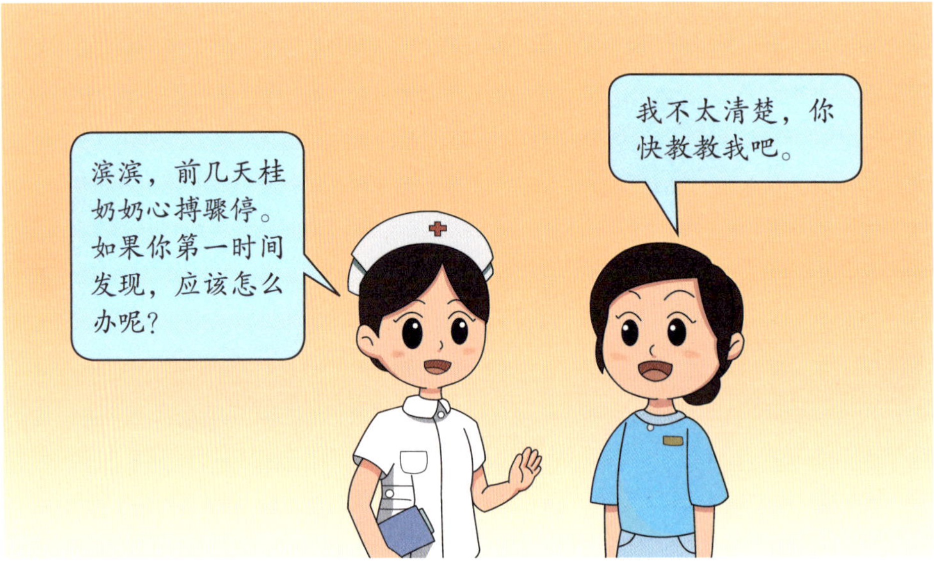
滨滨，前几天桂奶奶心搏骤停。如果你第一时间发现，应该怎么办呢？
我不太清楚，你快教教我吧。

用物准备：纱布、手套等。

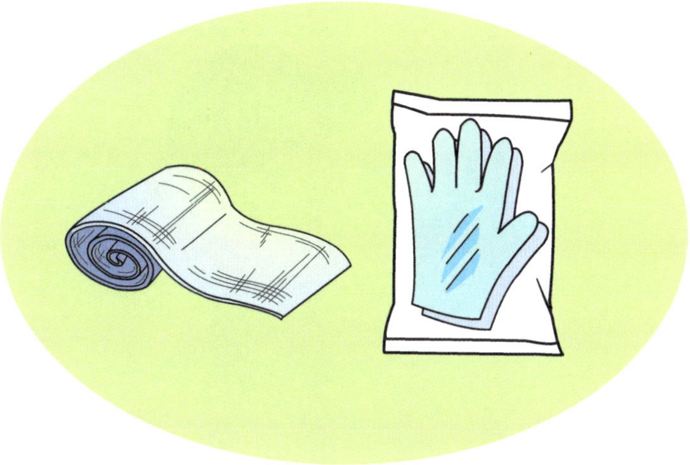

操作步骤

1. 评估环境。环顾四周，确认环境安全。

2. 呼救。请旁边的人帮忙拨打急救电话或联系院内急诊科与患者科室，请求快速支援。若在病房内，可快速按急救铃。

3. 判断患者意识。拍打患者肩部，并在其双侧耳旁大声呼唤：“桂奶奶！桂奶奶！您怎么了？”观察患者有无反应。

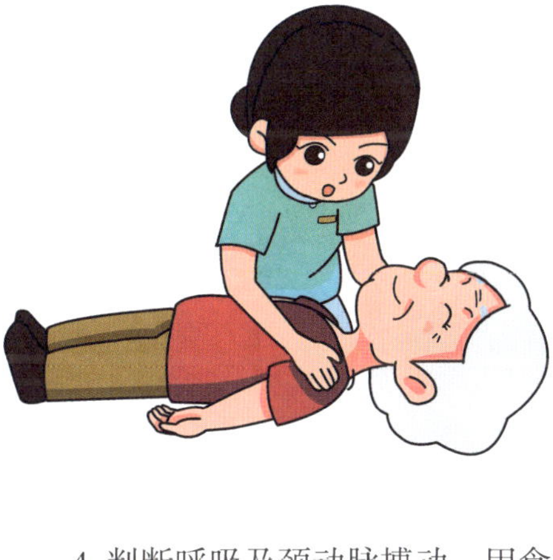

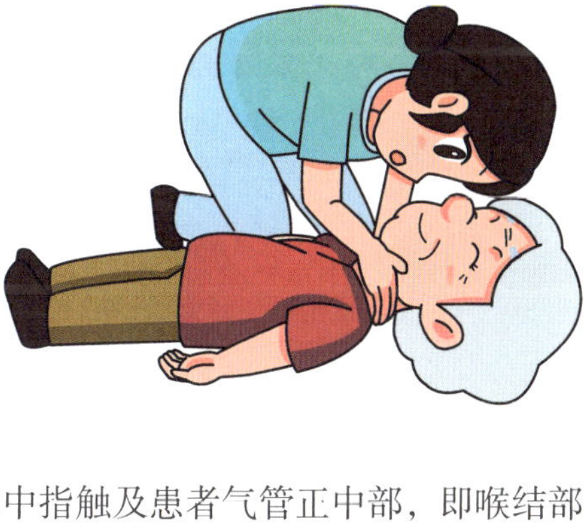

4. 判断呼吸及颈动脉搏动。用食指和中指触及患者气管正中部，即喉结部

位旁开两横指至胸锁乳突肌前缘凹陷处，同时通过观察患者的胸部起伏情况判断呼吸情况，判断时间为 5 ～ 10 秒。

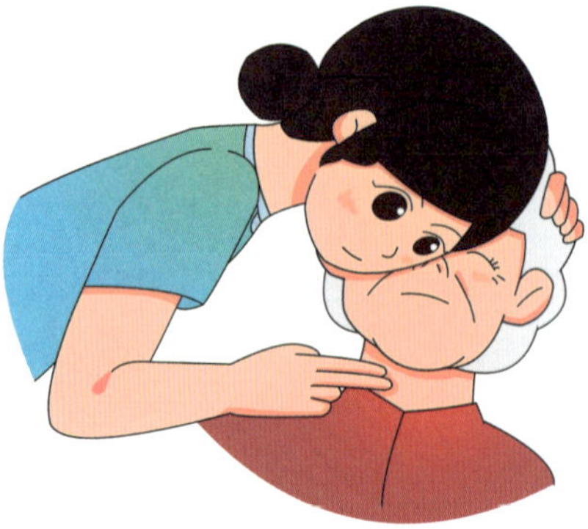

5. 复苏体位摆放。协助患者平卧于硬板或地上，保持其头、颈、肩、腰、髋在同一条直线上，身体无扭曲，将患者的双手放于身体两侧，并松解其腰带。

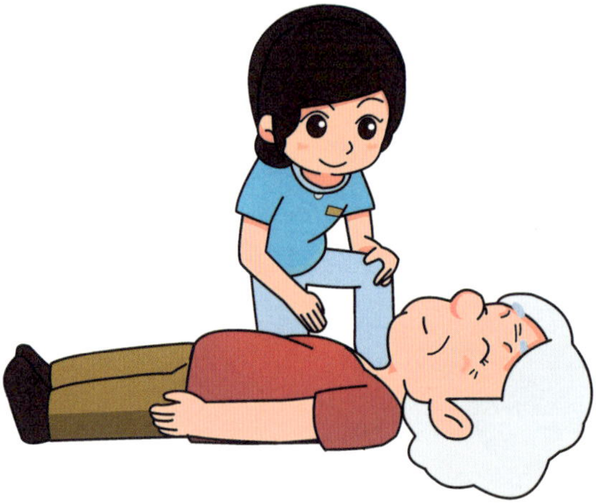

6. 胸外按压。双膝跪在患者右侧，左膝与患者肩膀平齐，双腿分开与肩同宽，按压部位为患者胸骨中下 1/3 交界处（男性患者为两个乳头连线的中点）。一手掌根紧贴按压部位，另一手重叠其上，十指交叉，双臂伸直，并与患者胸部呈垂直方向。用上半身重量及肩臂肌力量垂直向下用力按压，力量均匀、有节律，按压间隙手可以放在患者的胸部，但不能有力量。按压频率为 100 ～ 120 次 / 分，按压与放松比为 1 ∶ 1，按压时胸部下陷，成人胸部下陷 5 ～ 6 厘米。在按压过程中，边观察患者面部边数数。

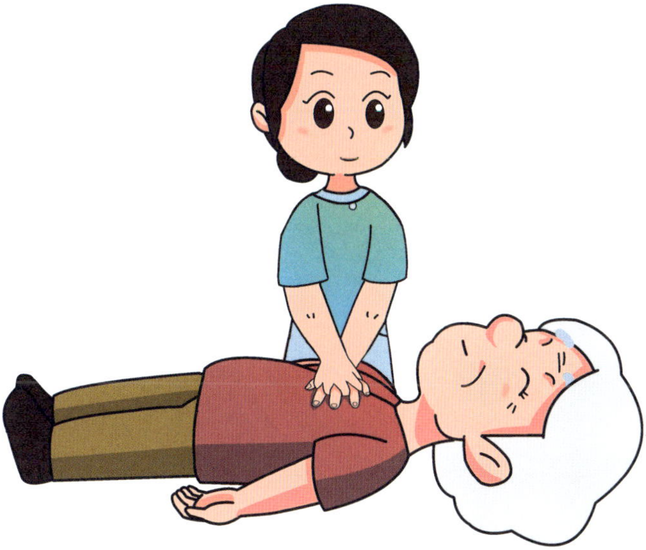

7. 开放气道。将患者的头偏向一侧，清除患者口鼻咽异物，如有假牙应先取出假牙。利用仰头举颏法打开气道，将左手掌根置于患者的前额，并向后施加压力，右手中指和食指向上、向前托起患者的下颌，使患者下颌角与耳垂的连线垂直于地面。

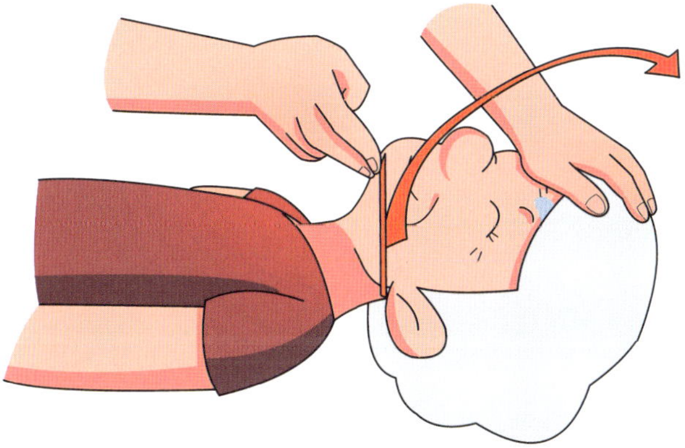

8. 人工呼吸。左手捏住患者鼻翼，右手将患者嘴巴打开，正常吸一口气后

用自己的嘴巴对着患者的嘴巴吹气，维持 1 ～ 2 秒，重复以上操作。若观察到患者胸廓有起伏，应松开嘴和手指，观察患者胸廓回落情况。

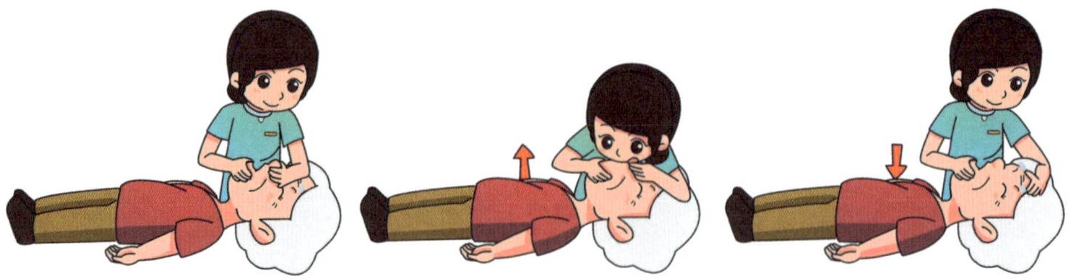

9. 胸外按压与人工呼吸。胸外按压与人工呼吸的比例为 30：2，即每按压胸部 30 次，再进行人工呼吸 2 次，每次按压中断时间不能超过 10 秒。

10. 重新评估呼吸与颈动脉搏动。胸外按压与人工呼吸 5 个循环后，检查是否复苏成功。

11. 复苏成功后处理。若患者成功复苏，应将患者置于平卧位且头偏向一侧的复苏体位。若患者未恢复颈动脉搏动，则继续重复以上动作 5 次，直至医务人员的到来。

小贴士

（1）胸外按压的频率为 100 ～ 120 次 / 分，成人胸部下陷为 5 ～ 6 厘米。施救者的手臂须垂直于患者的胸壁，注意使胸廓充分回弹，并且尽可能减少按压中断的时间。

（2）急救反应时间越短，越有利于患者自主循环恢复。若患者突发病情变化应及时呼救。

（3）心肺复苏的有效指征：大动脉搏动恢复，自主呼吸恢复，散大的瞳孔重新缩小，口唇、颜面、肢端的皮肤颜色由紫绀变红润，意识逐渐清醒，血压回升。

思考题

1. 在什么情况下需要对患者实施心肺复苏术?

2. 老年人骨质脆弱，为了减少按压引起的肋骨骨折，应尽量减少按压深度，这个说法对吗?

（薛兰芳、梁海珍、吕春瑜、黄丽红）

参考文献

[1] 刘盼，马丽娜，李耘．老年人运动管理国际专家共识指南解读［J］．中华老年医学杂志，2023，42（6）：626-632.

[2] 孙燕明．《中国老年人膳食指南（2022）》发布［J］．食品界，2023（2）：28-30.

[3] 郑彩娥，李秀云．康复护理技术操作规程［M］．北京：人民卫生出版社，2018.

[4] 郑彩娥，李秀云．实用康复护理学［M］．北京：人民卫生出版社，2012.

[5] 刘悦．老年人护理用多功能轮椅的研制［J］．医学理论与实践，2022，35（19）：3419-3420，3407.

[6] 王鑫，徐菊玲．失能老人肠道功能障碍研究综述［J］．中西医结合护理（中英文），2020，6（6）：218-221.

[7] 李小寒，尚少梅．基础护理学：第7版［M］．北京：人民卫生出版社，2022.